轻松平安过孕期
从备孕到顺孕

苗秀影 邬明朗 **编著**
李思浔 **编绘**

电子工业出版社
Publishing House of Electronics Industry
北京·BEIJING

《婴幼儿照护与安全系列》编委会

（以姓氏笔画为序）

主任委员：
邬明朗

副主任委员：
杨志彬　罗　静

委员：
于胜军　方邓兴　权智勇　孙伟文　李　妍　李思浔　李爱临　李　颖
张凤春　张　楠　张　健　陈丽娜　苗秀影　徐伟宏　郭晶晶　梁　莹

顾问专家：
万选蓉　张思莱　杨玉凤　杨荣强　郭建军　蒋佩茹　傅　平　戴淑凤

前言

花香浮动,月华如水,有一个小生命悄然来临。

每一位女性都曾想象过和所爱的人孕育一个孩子,而当验孕试纸上的一条杠变成了"中队长"时,你的第一反应是什么呢?惊讶、慌乱?还是高兴得大叫,因幸福来得太突然而不知所措?抑或,你早已期盼了许久,虽然还未曾见到宝宝的样子,但从这一刻起就已经深深地爱上了他。

孩子,感谢上天宽宥,将你"送"到我们家,感谢你选择了我们做你的爸爸妈妈!孩子,因为你的降生,这一天成了一个美丽的日子。从此,世界多了一抹诱人的色彩,我们生命的画面也增添了许多美好的回忆,似锦如织。你的到来,点亮了我们的生命,为我们的生活赋予了全新的意义。

一个小生命在为一个家庭带来喜悦的同时,新手父母也不禁陷入了慌乱、忙碌、无助或是焦虑。此书以漫画配文的形式,给你放松和快乐,让我们用轻松平和的心态来适应并进入准父母的角色吧!

为了保证新生儿的健康,确保准妈妈孕期的平安健康与产后康复得良好顺利,此书从备孕知识开始梳理,以不同于上一辈的观念和诉求,为实现孕期养护的最优化,为读者提供科学的、系统的、简明实用的孕产知识,以专业的文字内容和生动诙谐的插图,轻松化解新手父母的所有疑惑。

谨以此书献给刚刚怀孕或正在备孕的准爸爸、准妈妈们。本书也可作为孕婴童产业和服务业人员提高自身职业素质的自学教材,以及职业院校学前教育专业和早教专业师生的培训教材。

随后，我们还将为父母们提供 0~6 岁儿童发展的系列读本，内容涉及陪伴、营养、心理、体能、智能、游戏、测评、产品选购等，形成一套较为完整的早期儿童健康与安全丛书。

愿天下的宝宝都有完美的生命初始，愿每一位父母都有长情的亲子陪伴。

目录
CONTENTS

前言

备孕准备期

第一节 优质的精子和卵子是孕育优质宝宝的前提 10
一、提高精子和卵子的质量 10
二、降低精子和卵子畸形概率 16

第二节 优质的孕育环境是孕育优质宝宝的保证 24
一、塑造良好的身心环境 24
二、保证良好的生活环境 36

第三节 科学的孕育知识是孕育优质宝宝的助力 42
一、关注孕育知识，轻松备孕 42
二、特殊情况下，如何提高受孕成功率 56
三、其他孕育知识 64

欣然而至的孕早期

第一节 了解早孕反应和孕早期疾病，顺利度过孕早期 72
一、早孕反应，习以为常 72
二、孕早期疾病，屡见不鲜 80

第二节 关注孕早期保健，平稳度过孕早期 90

一、准妈妈孕早期的"安胎药" 90

二、准妈妈孕早期的"保健品" 100

安定平稳的孕中期

第一节 了解孕中期的孕育知识，事半功倍效果好 112

一、准妈妈的"安心丸"——常见的孕育知识 112

二、准妈妈的"感应器"——胎儿的胎动 122

三、准妈妈的"体温计"——孕中期的身体变化 128

四、准妈妈的"舒心散"——孕中期常见症状 134

翘首以盼的孕晚期

第一节 了解孕晚期孕育常识，保障宝宝安全 146

一、准妈妈须知的孕育常识 146

二、"别出心裁"的胎动 162

三、接踵而来的孕晚期症状 168

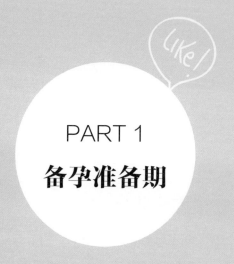

PART 1
备孕准备期

夫妻双方孕育宝宝的过程需要历经重重阻隔,才能使男性的优质精子和女性的高质量卵子完美结合。受孕第一关就是备孕。夫妻从孕前3个月就要从各方面进行全面的准备和规划。

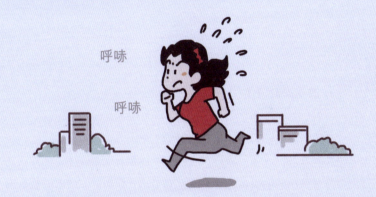

第一节

优质的精子和卵子是孕育优质宝宝的前提

一、提高精子和卵子的质量

01. 改善饮食习惯

生活的便捷和高效催生出很多饮食方式,其中快餐、外卖就是较为常见的一种,且深受欢迎。但很多外卖商家为了迎合大众口味、吸引食客,所做的食物往往偏向高油、高盐、高糖、辛辣等。如果女性长期食用这类食物会造成体内脂肪摄入过多、维生素不足、体内肾上腺素分泌量增加,最终导致性激素分泌失调,久而久之就会造成排卵失调,进而影响受孕质量。因此,备孕的女性想要拥有高质量的卵子,就要从备孕期开始注意饮食,改善饮食习惯。

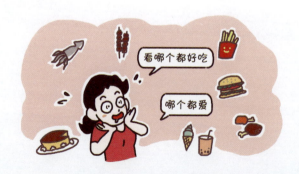

① 从备孕期开始就要尽量避免高油、高盐、辛辣等饮食,这类饮食会给身体造成较大的负担,影响卵子的质量。

② 从备孕初期开始就要避免吃快餐、外卖,尽量在家中做饭,合理搭配饮食,将身体调整为最佳状态,更利于卵子的发育。

③ 多食用富含蛋白质、微量元素和维生素的食物,如肉、蛋、蔬菜和水果等。这些食物可以改善身体状况,促进女性排卵,进而增加受孕概率。

④ 尽量避免饮用含酒精的饮品,以免不良刺激降低卵子质量。有长期饮酒习惯的女性可逐渐减少饮酒量,慢慢调整成健康的饮食习惯。

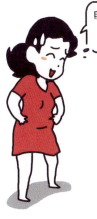

肚子上的"游泳圈"已经像个怀孕3个月的孕妇了

02 保持适当运动

很多女性为了身材和健康都养成了定期运动的习惯，有些女性还会到健身房进行体能训练。也有些女性一旦进入备孕期就担心再继续运动会影响受精卵着床。事实上，适当的运动是不会影响受精卵着床的。相反，运动可以提高卵子的活力。运动时，性激素分泌相应增加，使得卵巢、子宫、乳房等性器官的功能随之发生变化，从而提高了卵子的活力。卵子活力的提高便增加了为受精卵提供优质的卵子的概率。

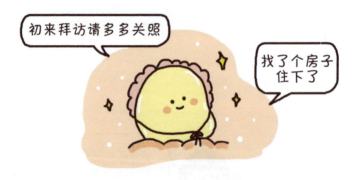

如果你正在备孕，又担心自己的身体素质不够好，产后身材可能会变形，那么可以为自己制定一个孕前的运动计划。

① 可以进行一些有氧运动,如散步、游泳、瑜伽、慢跑、普拉提等。根据自身的情况选择运动时间和运动次数,或听从医生的建议。一般每周运动 3 次,每次时间在 30 分钟左右即可。

② 在运动过程中要特别注意运动强度,从低到高慢慢调整,尽量避免剧烈运动,不要过于劳累。

③ 运动时身体内的水分会不断流失,要注意补充水分,维持体内水分平衡。

其实,不仅在备孕期要运动,在孕期也需要进行适量的运动。适量运动不但可以促进食欲、提高睡眠质量,还有助于顺利分娩。我们可以根据自身的情况选择适合自己的运动,且量力而行,才会事半功倍。

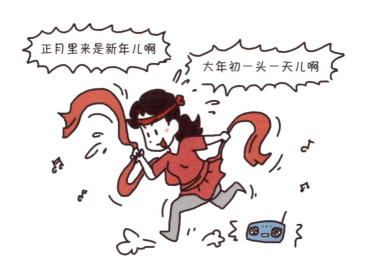

03 进行孕前体检

人们对健康越来越重视，很多人每年都进行常规体检。因此，很多备孕夫妻觉得自己身体健康，不需要进行孕前体检。其实，这种想法是不对的，常规体检并不能代替孕前体检。因为，孕前体检的主要监测对象是生殖器官，以及与之相关的免疫系统和遗传病史等。

健康的宝宝是健康的精子和卵子相结合的结晶。孕前体检不仅能检测出备孕夫妻自身的健康状况，还能帮助其孕育一个健康、聪明的宝宝，是必不可少的一项准备工作。孕前体检有以下事项需要注意。

① 孕前体检是每一对备孕夫妻必做的事，特别是月经失调、身材偏胖、有家族遗传病史的女性更应该重视。

② 最好在备孕前 3~6 个月进行体检。如果检查出疾病或营养不良等问题，备孕夫妻还有时间进行干预治疗。

③ 孕前体检前的 3~5 天中，备孕夫妻的饮食要清淡，少吃或不吃猪肝、猪血等食物，且检查前 1 天晚上 12 点以后须禁食。

④ 孕前体检前 1 天夫妻双方最好不要同房，而且夫妻双方的检查要同时进行。

⑤ 女性进行孕前体检应在其月经结束后 3~7 天之内进行。男性进行孕前体检时要关注泌尿系统、生殖系统方面疾病的检查。

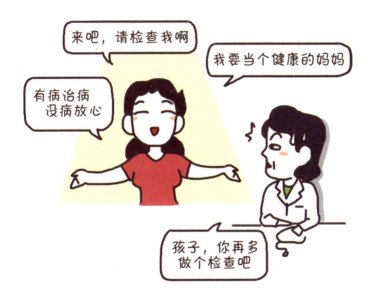

二、降低精子和卵子畸形概率

01. 戒烟戒酒

人们在某种程度上会把抽烟、喝酒当成一种生活习惯或者减压的方式，有这些习惯的人通常也不会被过多干涉。但是如果夫妻双方开始考虑生育宝宝，那么最好把烟酒戒了。

吸烟和饮酒对夫妻备孕有较大的危害。

① 吸烟会降低受孕成功率。相对于不吸烟的女性，吸烟女性患不孕症的概率更高。如果夫妻双方都吸烟，不孕的可能性则是不吸烟夫妻的6倍左右。

② 吸烟会损害受精卵的正常发育。吸烟女性更容易出现流产、早产或宫外孕等情况。而男性的吸烟数量越多、时间越长，其畸形精子就越多，优质精子越少。

③ 饮酒影响精子质量，导致受孕成功率较低。酒精长期、大量、反复地刺激精子便会影响精子的质量，造成少精、弱精，甚至导致不孕。

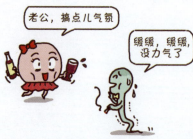

因此,为了孕育一个健康的宝宝,夫妻双方在孕前就应该戒烟戒酒。那么,究竟该从何时开始戒烟戒酒效果最好呢?

① 夫妻双方或一方经常吸烟,烟草中的有害成分通过血液循环进入生殖系统,直接或间接地发生毒性作用。吸烟者需要3~6个月的时间停止吸烟,身体才能恢复到正常状态。因此,夫妻双方在受孕前3~6个月就应该开始戒烟。

② 对于精子来说,精子成长成具有生殖能力的种子需要90天,包括生成周期74天和生成后进入附睾继续成熟的16天。为了得到优质的精子,男性在备孕前3~6个月就应该戒酒。此外,从体内排出每次喝酒所产生的代谢产物至少需要2~3天。因此,准妈妈在受孕前也不要饮酒。

从优生的角度来说,夫妻双方受孕前3~6个月就应该开始戒烟戒酒了,把吸烟换成吃果蔬,把饮酒变成喝茶,把身体调理得更健康。

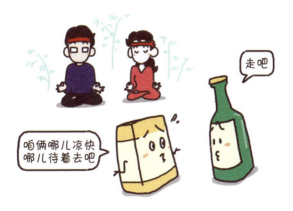

02 备孕期可别乱吃药

很多夫妻都知道孕期用药要谨慎。其实，不仅孕期，备孕期间的夫妻也要谨慎用药。因为，许多药物都会影响精子和卵子的质量，甚至会导致胎儿畸形。

① 对于备孕男性，如常见的一些免疫调节剂会通过睾丸组织与流经睾丸之间的血睾屏障影响精卵健康结合。有的药毒副作用很强，甚至会扰乱精子 DNA 的合成，如遗传物质成分改变、染色体异常和精子畸形等。

② 对于备孕女性，很多药物会影响女性生殖细胞的发育，影响卵子质量，如激素、某些抗生素、止吐药、抗癌药、安眠药等。

③ 备孕期间女性服用减肥药会影响体内激素分泌。脂肪会将女性体内的男性荷尔蒙转化为女性荷尔蒙。如果使用减肥药进行减脂，会影响女性体内激素分泌和生殖能力，而且有些减肥药还有很大的毒副作用。这些都不利于女性受孕成功。因此，备孕期间的女性应避免服用减肥药。

④ 夫妻双方如果正在服用一些药品，最好暂停并休养一段时间，再积极备孕。丈夫在孕前 2~3 个月最好停用一切药物。对于女性，从初期卵细胞到成熟卵子大约需要 14 天。在这段时间里卵子最容易受到药物的影响，不利于女性受孕。因此，应当至少在停药 20 天后再开始受孕，以避免药物对卵子造成不良影响。

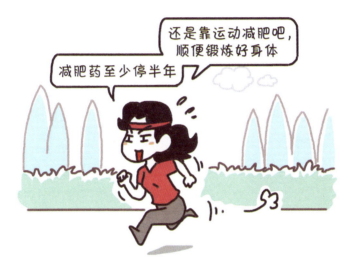

03 生病期间不备孕

疾病会影响夫妻双方的健康状况。有些疾病会影响男性的精子质量和女性受精卵优劣,甚至影响女性子宫内的着床环境。此外,患病期间服用的药物也会影响精子和卵子的质量。因此,不建议在患病期间进行备孕。

① 患有心脏方面疾病的女性不宜在患病期间备孕。一旦受孕成功后宝宝患有先天性心脏病的概率就会比较大,并且在怀孕期间由于心脏负担加重,准妈妈很可能会出现流产、早产等情况。

② 贫血的女性不宜在患病期间备孕。女性如果有贫血症状,在没能及时治疗的情况下受孕成功,孕后很可能出现营养不良的情况,从而导致胎儿发育不全,甚至出现胎儿发育迟缓、早产等危险。

③ 患有肝脏方面疾病的女性不宜在患病期间备孕。女性如患有肝炎等疾病是不利于受孕的。因为肝脏病毒很可能会通过胎盘传染给胎儿,导致胎儿肝萎缩。因此,患有肝脏方面疾病的女性应等病愈后再开始备孕。

④ 患有肾脏方面疾病的女性不宜在患病期间备孕。受孕会对女性的肾功能产生影响,而且患病时需服用治疗药物也会影响胎儿的大脑发育,甚至导致胎儿大脑发育不全。

⑤ 如有性病、习惯性流产等疾病,在身体没有完全康复的情况下,均不宜备孕。

总之，在备孕前一定要做孕前体检，如果发现有这些疾病，要及时治疗，切不可执意受孕。

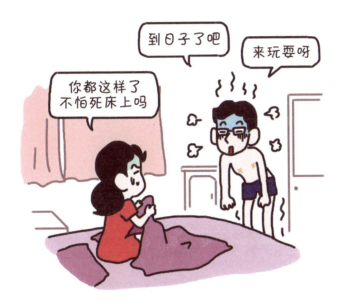

04 避免疲劳受孕

在备孕期间，夫妻双方的体力如果产生超负荷消耗，会影响精子和卵子的质量，不利于受精卵的结合和胎儿的健康发育。从优生的角度讲，应避免疲劳受孕。

对于新婚夫妻，甜蜜的新婚时光和蜜月旅行是夫妻同房的催化剂，夫妻双方往往兴致高昂，但新婚蜜月期在一定程度上是不利于受孕的。

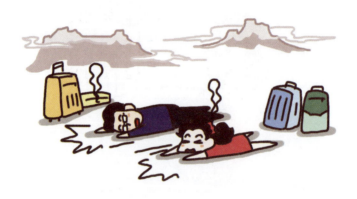

① 相对于婚后休息一段时间再进行受孕的女性，结婚即怀孕的女性准妈妈更容易患妊娠中毒症。因为新婚前后夫妻双方可能有很多事情要做，比如操办婚事、礼节应酬、装修新房等，这些都是很耗费双方体力和精力的事情。如果夫妻双方没能得到休息就进行性生活，可能会导致供血不足，同房时体力损耗较大，难以保证精

子的活力和卵子的质量，不利于受精卵的结合和发育，不利于胎儿的健康发育。

② 旅行度蜜月时期同样不宜受孕。旅行中的生活起居没有规律，大脑皮质经常处于兴奋状态，如果性生活比较频繁，则很难保证精子和卵子的质量，不利于受孕。

夫妻身体疲劳的时候，尤其是男性身体疲劳时最好不要备孕。因此，应尽量避免在新婚蜜月期受孕，注意休息，长途疲劳恢复期不足 3 个月时不宜受孕。

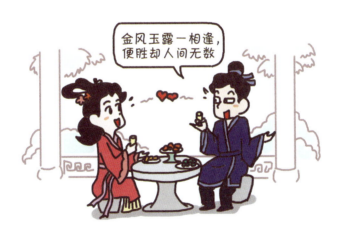

第二节
优质的孕育环境是孕育优质宝宝的保证

一、塑造良好的身心环境

01 合理补充叶酸

为了预防宝宝的神经管畸形，降低出生风险，促进宝宝神经系统发育，减少妊娠反应和贫血症，女性从备孕期开始就可以服用叶酸了。在备孕期服用叶酸最大的好处就是可以在孕前就使女性体内的孕育环境达到适合胎儿生长的水平。

食物中虽然富含叶酸，但是因为叶酸极不稳定，遇光、遇热后容易失去活性。在日常烹饪如煎、炒、烹、炸的过程中，食物中的叶酸被大量损耗。因此，虽然含叶酸的食物很多，但是我们能从饮食中摄取的叶酸还是少量的，还需要额外补充叶酸以达到所需用量。

补充叶酸很重要，但也不是越多越好，过量补充不仅会扰乱女性的新陈代谢，也会影响女性体内锌元素的代谢。锌元素的代谢一旦不稳，反而会影响胎儿的发育。不补充叶酸会导致胎儿神经性发育迟缓，叶酸补充太多也会造成新陈代谢紊乱。因此，补充叶酸要科学合理。一般情况下，育龄女性每天摄入的叶酸量不能过低，计划怀孕及哺乳期的女性每天摄入的叶酸量应听从医生的建议，适量补充叶酸。

准妈妈在孕中期、孕后期都需要补充叶酸来完成胎儿DNA的合成、预防贫血、胎盘早剥的发生。因此，为了宝宝的发育和准妈妈的健康，叶酸的补充可以延伸到整个孕期。

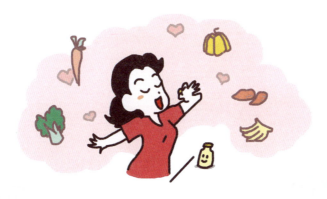

02 补钙提上日程

受孕成功后,准妈妈需要大量的钙质。补充钙质,一方面可以缓解准妈妈的孕期疲劳并促进哺乳期"下奶";另一方面可以促进胎儿成长发育,牙齿和骨骼的发育都需要钙质。

如果钙质摄入不足,既会影响准妈妈的身体健康,如腰膝酸软等,也会导致出生后的宝宝患有先天性佝偻病。受孕成功后,准妈妈需要大量的钙质,只靠孕期补充是很难满足的,因此最好在孕前就进行储备。

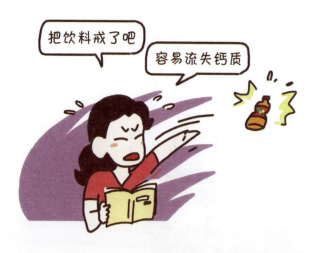

女性在备孕期可以通过食物和药物两种方式进行补钙。

① 多食用牛奶、豆制品、肉类、蛋类、海产类等富含钙质的食物。

② 从日常饮食中,我们能摄取的钙量相对较少,如果有抽烟喝酒、喝碳酸饮料等不健康的生活习惯,会加快钙质的流失。因此,服用钙片补钙就显得比较重要了,可以在医生的指导下补钙。

为了优生优育,无论是通过食物还是药物,备孕期补钙都应提上日程。此外,钙质的吸收需要一定的时间,要想吸收效果好,补钙的时间也要更有针对性,最好听从医生的建议选择。

03 备孕需"保暖"不宜久吹空调

夏天一到,空调上场。外面酷热难耐,屋里冷气十足,但这样并不利于女性健康。

子宫是女性孕育生命的温床,受精卵将在此成长。经常吹空调、吃冷饮,不注意保暖的女性,其子宫容易受寒。日积月累,容易引发妇科疾病,降低受孕成功率,甚至造成不孕不育。

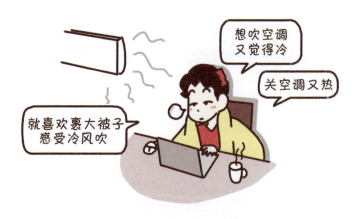

① 预防是关键,切不可贪图一时享乐而不加防护。入夏后,虽然天气炎热,但是室内却因为开空调而变得很凉。此时,如果女性的腰部没有得到很好的保护,子宫就很容易受寒。因此,长期在空调环境中工作的女性,应准备一件外套以便保暖。

② 在车内开空调时,为了保证冷气留在车内,我们往往关闭门窗。这样会导致车内空气不流通,发动机排出的一氧化碳和人体呼出的二氧化碳未能及时排出。备孕夫妻长期处在这样的环境中,也不利于健康,应多开窗透气。

③ 如果在办公室或家中,24小时都开着空调,易造成空气不流通,二氧化碳浓度高,细菌、灰尘等有害物质成倍增长。因此,最好每天定时开窗通风,或者每隔2~3个小时到室外呼吸新鲜空气。

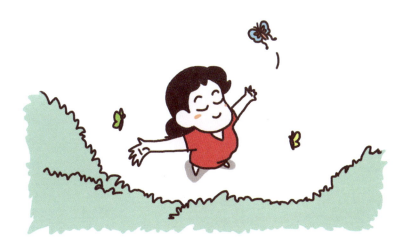

04 装修新房隐患多，不利于备孕

很多夫妻都是先买房后结婚，有的甚至刚刚装修好新房就结婚准备生育，这种情况虽然常见但并不提倡。

新装修的房子因未能进行良好的通风换气，往往会残留很多有害物质，造成物理污染和化学污染。物理污染是指装修材料中的石材、陶瓷和其他土壤制品的放射、电磁辐射等污染。化学污染主要是家具等释放出来的甲醛、苯、氨气等所致。刚装修的新房中这些污染物质残留较多，如果长期接触，即使受孕成功，也不利于胎儿健康发育，甚至可能导致胎儿畸形或流产。此外，刚装修的新房比较潮湿，粉尘微粒和有害物质容易滞留在空气中，增加孕育风险。

从优生优育的角度考虑，女性从开始备孕就不要入住刚装修好的房子，如果已入住新房就不要马上开始准备受孕，至少等一年后再开始备孕。

入住装修新房还有以下事项需注意。

① 入住前，建议对房屋做污染物检测，查看甲醛、有机挥发物、苯、氨等是否超标，注意提前开窗通风 2~4 周。

② 通常情况下，新房在装修好后 3~6 个月才可以入住。尽量不要在夏天搬进新家，因为夏天有害气体挥发较多。

③ 购买具有环保标识的家具，有利于家人健康。

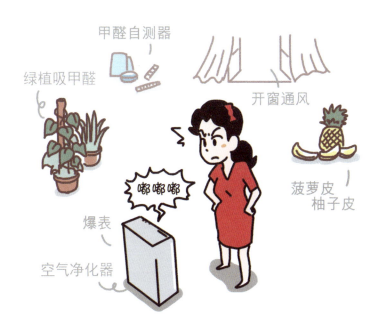

05 良好情绪，有助受孕

在备孕期间，如果夫妻双方的情绪不够愉悦，或者说夫妻双方的感情不是特别和谐，建议双方先休整一段时间，待调整好情绪后再进行受孕。这是因为焦虑、抑郁、压力等消极情绪会影响夫妻双方激素的分泌，进而影响精子或卵子的质量，降低受孕成功率。而且即便是妻子怀孕了，也会因为不良情绪的刺激使胎儿容易不安、躁动，影响生长发育，严重的话甚至会造成流产。

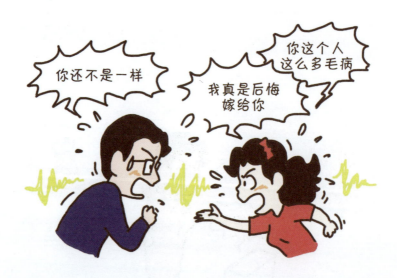

情绪对身体激素的影响非常大，良好的情绪状态会对身体产生积极的影响，消极的情绪状态则会对身体造成不良影响。很多夫妻备孕前身体健康，也戒烟戒酒，适度运动，在排卵期同房，但是仍然没有受孕成功，很可能就是因为心态不好，情绪太过紧张。因为精神紧张、压力过大可能就会影响到准妈妈受精卵的形成和着床，导致受孕概率下降。

从优生的角度来说,积极的良性的刺激可以让夫妻双方的身心状态更和谐,受精卵的质量更好,更利于宝宝形成良好的性格,以及身体和大脑的健康发育。因此,夫妻双方在备孕期间要保持心情愉快,注意调整自己的情绪状态,舒缓压力。如果夫妻双方有一方的情绪不太稳定,或者有焦虑、压力、思想负担较大时,即便推算好了受孕最佳时间,仍建议先暂时放弃受孕。

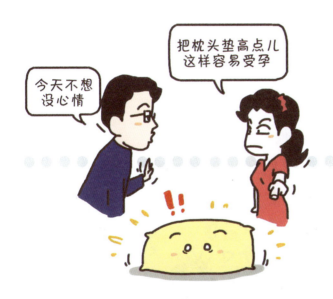

06 避免孕前忧郁症

很多准妈妈都知道产后忧郁症,殊不知现在越来越多的准妈妈在备孕期就会受到情绪的影响,患上孕前忧郁症。造成孕前忧郁症的原因主要是焦虑心理和社会环境压力的双重作用。焦虑心理,如担心胎儿畸形等不良情况的发生;社会因素就比较广泛,如缺乏教育、不期望怀孕等都会引起孕前忧郁症。

有孕前忧郁症的女性,受孕成功率也不高。这是因为消极的情绪引起体内的肾上腺素与去甲肾上腺素释放增加,导致体内儿茶酚胺、下丘脑和垂体合成的许多激素浓度增加,影响下丘脑—垂体—卵巢性腺轴功能,导致内分泌失调。

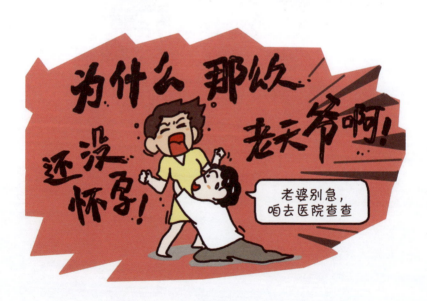

备孕期的女性往往会承受一定的心理压力，这种压力是源于受孕的压力和对未知的恐惧。研究发现，调节能力较差的女性如果在备孕期有较大的精神压力，则很有可能因为不能适当调节情绪而在孕前出现躁狂、抑郁等情况，严重者还会出现意识障碍。

孕前忧郁症最有效的治疗方法就是家人无微不至的关心和爱护，特别是丈夫的细心呵护。女性情绪起伏和负面情绪滋生很大一部分原因是丈夫情感上的忽视。为了孕育一个健康的宝宝，也为了让女性在愉悦的状态下备孕。丈夫应该在妻子备孕、孕期、产后这三个阶段密切关注其心理变化，尽一切可能关心她、体贴她，给她足够的支持。

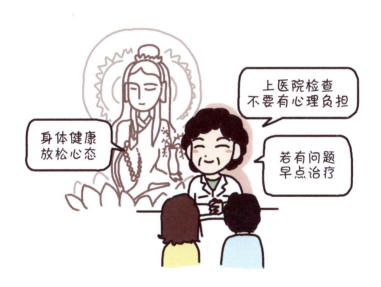

二、保证良好的生活环境

01. 科学饲养宠物

很多年轻夫妻喜欢饲养宠物。从备孕开始，却会担心宠物对健康孕育的影响。

宠物的危害主要集中在以下两方面。

① 细菌感染。女性若在怀孕前3个月内感染上弓形虫细菌，很容易造成胎儿流产或先天性异常，甚至胎死腹中，但是大多数人并不清楚这种细菌的最大寄生宿主是猫。因此，如果您打算备孕，可以先带宠物去医院做个全面检查，确保宠物完全健康，并且抽血检验一下自己和宠物身上是否已经产生了弓形虫抗体。如果弓形虫抗体显示的结果是阳性，那么说明你已经有了抗体，不会再感染弓形虫病了。

② 皮屑过敏。因为个人体质不同，有的人和宠物的皮屑接触后会出现过敏反应。但并不需要过分担心，因为人自身有适应能力，长期接触宠物的人会对过敏原产生抗体，而不产生过敏反应。为了防止皮屑过敏情况发生，夫妻在备孕前可以先到医院做过敏测试，特别是对猫、狗的过敏原做过敏测试。如果出现过敏情况，就尽量减少或者杜绝与宠物的接触，接触后需及时洗手。

夫妻在备孕或者怀孕的过程当中饲养宠物,要保证宠物干净卫生,定期送到医院进行疫苗注射,同时坚持每个月进行驱虫。

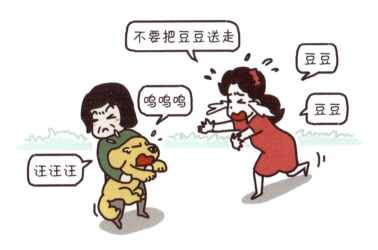

02 远离有害工作环境

一般的工作环境并不会对夫妻备孕产生影响,但如果工作中经常要接触有毒、有害物质或从事对身体有一定危害的工作,那么,夫妻双方最好在备孕期间调离原工作岗位。

① 工作中经常接触铅、汞、镉、苯、有机溶剂的夫妻,最好在怀孕前六个月时离开原来的工作岗位。因为经常接触这些有毒物质会使精子和卵子受损,容易使染色体发生畸变。例如,重金属会影响精子的形成,而女性经常与之接触也会出现流产或死胎的现象,并且概率会很高。

② 电离辐射对胎儿有严重的伤害,可能会造成胎儿畸形、先天愚型,甚至会出现死胎。因此,在工作中接触工业放射性物质、从事电离辐射研究、医院的放射科工作人员,在备孕前最好暂时离开工作岗位。

③ 远离高温、高噪声。长期处在高温、高噪声或剧烈震动的工作环境里,胎儿的成长发育会受到不良影响,造成严重后果。

④ 远离化学农药。农药无论是对女性还是男性危害都很大,会引发胎儿畸形、流产、早产等,所以无论是备孕期还是怀孕期都应远离农药。

⑤ 医务工作者。医院是病毒和细菌的聚集地。长期接触病菌会对身体健康造成不良影响，应引起足够的重视，切不可大意。

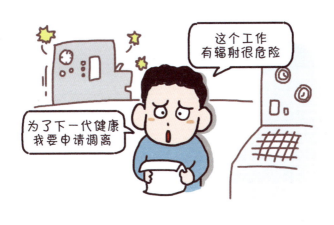

03 远离有害的生活环境

夫妻双方为了孕育一个健康聪明的宝宝,在备孕期间不仅要远离有害的工作环境,也要远离不良的生活环境。

① 远离吸烟环境。抽烟会危害胎儿的健康发育,甚至会导致胎儿畸形。因此,在备孕期的夫妻不仅自己要戒烟,也要防止吸入二手烟,要避免自身处在二手烟的环境中。

② 远离污浊空气。如果睡觉时将门窗紧闭 3 小时及以上,室内的二氧化碳浓度会增加三倍,甚至更高。居室内的细菌、尘埃等物质也会相应增加。因此,为了保证睡眠质量,不建议在睡眠时紧闭门窗。

③ 远离噪声环境。女性如果在备孕期经常处在高分贝的噪声里,受孕成功后也会因为噪声的影响而使准妈妈内分泌功能紊乱,损害宝宝的听觉能力,严重的话会导致宝宝出现某些先天性畸形。所以,打算备孕的女性无论在生活中还是在工作中都应该尽量减少接触噪声的机会。

④ 远离汽车尾气。汽车尾气所含的一氧化氮和铅属于有害物质。这些物质会降低精子质量,减弱男性的生育能力。如果备孕的男性经常接触汽车尾气,不利于受孕成功。

⑤ 远离厨房烟熏。厨房做饭产生的油烟中含有大量的有害物质。这些物质浓度大，毒性强，很容易造成细胞突变，甚至导致不育不孕。备孕夫妇在厨房做饭时要打开抽油烟机或开窗透气。

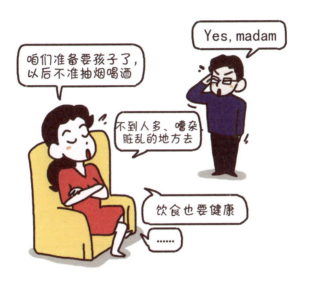

第三节

科学的孕育知识是孕育优质宝宝的助力

一、关注孕育知识,轻松备孕

01. 保证良好睡眠,改善身体机能

受孕成功率受到多种因素的影响。睡眠就是影响夫妻备孕能否成功的重要因素之一。女性如果长期熬夜、睡眠不足会使其身体处于疲劳状态,影响其自身的免疫系统。长此以往,容易造成激素分泌紊乱,降低受孕成功率。

为了提高受孕成功率,女性在备孕期要调整睡眠习惯,保证体内激素的正常分泌。

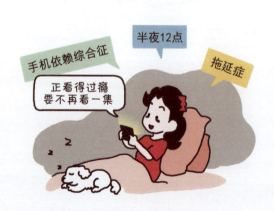

① 按时作息，保证睡眠质量。尽量在晚上 10 点之前入睡，每天保证 6 小时以上的深度睡眠。

② 舒适的睡眠环境。保证卧室里整洁安静、床品舒适、空气新鲜。舒适的睡眠环境可以带给女性良好的心情，帮助其更好地入睡。因此，可以在睡前 1 小时开窗换气，或者选择纯棉质地的床品增加睡眠的舒适度。

③ 改善睡眠姿势。建议习惯趴着睡的女性转换成平躺或者侧身的睡眠姿势。长期趴着睡会压迫心脏和肺，进而影响呼吸，导致睡眠质量下降。

④ 在备孕期，女性不要在睡前进行剧烈运动，或者饮酒、玩手机等。可以在睡前用热水泡脚，促进血液循环。

高质量的睡眠可以缓解女性的身心压力，维持其激素的正常分泌。只有调整好自己的身体状态，才能增提高受孕成功率，孕育一个健康的宝宝。

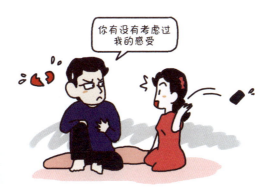

02 控制体重,过胖过瘦都不利于受孕

备孕成功率也受到夫妻双方体重的影响,过胖或过瘦都不利于受孕。

① 女性如果体重过低、脂肪含量过少,会造成其雌激素减少、子宫内膜偏薄,影响受精卵着床。而体重过高又会导致女性排卵困难,影响卵子质量,降低受孕概率。

② 体重在影响女性受孕的同时也对男性造成了不良的影响。男性体重过高会影响其激素的分泌,造成精子异常。而营养不良则会直接影响男性生殖机能和生育能力。

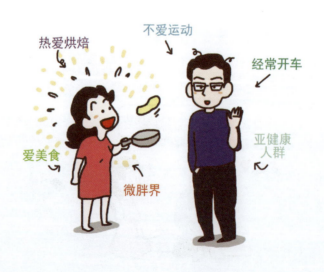

夫妻备孕时不仅要注重补充营养，调理饮食，同时也应该有意识地将体重控制在标准范围内，维持健康体重。备孕夫妻可以通过以下两种方式来判断自己是否是健康体重。

第一种方式，身高体重指数（BMI）。它是目前国际上常用的衡量人体胖瘦程度是否健康的一个标准。BMI指数是按照体重（公斤）除以身高（米）的平方（BMI= 公斤 / 米^2）计算出个人的BMI数值。成人的BMI数值：过轻（低于18.5）、正常（18.5~23.9）、过重（24~27）、肥胖（28~32）、非常肥胖（高于32）。

第二种方式，标准体重。它是反映和衡量一个人健康状况的重要标志之一。标准体重的计算公式：男性（身高cm-80）×70%；女性（身高cm-70）×60%。以此推断出正常体重：标准体重 ±10%；体重过重或过轻：标准体重 ±10%~±20%；肥胖或体重不足：标准体重 ±20%以上。

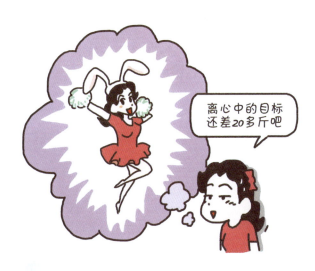

03 学会测定排卵周期,掌握判断排卵期标准

排卵期同房可以大大增加受孕的概率。如果月经周期很规律,女性的排卵日一般在下次月经来潮前的14天左右。一般将排卵日的前5天和后4天,连同排卵日在内共10天称为排卵期。

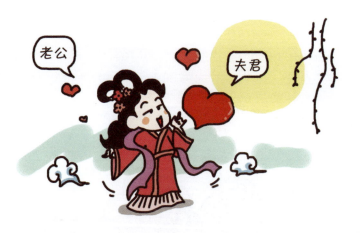

备孕期的女性可以采用以下五种测试方法判断排卵期。

① 处在排卵期的女性的宫颈口在激素作用下会开张并分泌大量黏液,体内分泌的白带增多并变得透明且稀薄,且带有明显的拉丝。

② 处在排卵期的女性食欲会有所下降，而性欲会高涨，这是女性本能体验最直观的感受。

③ 处于排卵期的女性基础体温会下降，排卵期过后其基础体温会上升 0.3℃~0.5℃，且持续 12 天左右。女性也可以通过基础体温变化来判断所排卵子质量的优劣程度。假如女性的基础体温的高温期较长，可持续 13~14 天的话，那就表示其卵子的质量较好。基础体温的测量以口腔测量为准。

④ 在月经结束一周后，女性可以使用排卵试纸测定排卵期。

⑤ 女性去医院做 B 超监测卵泡的发育，是最专业的测试方法，在专业医生的帮助下进行。需要注意的是，女性的第一次检测最好在月经周期的第八天左右做，等卵泡发育较大即可进行。

备孕女性只需测出排卵期在哪几天的大概范围就可以，想要力求精准无误反而会使心情紧张。备孕是放松而愉快的过程，千万别把自己当成科学实验的小白鼠。

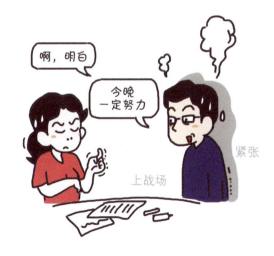

04 同房频率需科学,排卵期同房事半功倍

为了提高受孕概率,很多备孕夫妻会增加同房频率,认为同房频率高,受孕成功的概率就会越高,其实并不尽然。

① 同房频率过高可能会造成男性精液量的减少和精子密度的降低,甚至会出现射出的精子还未发育成熟的情况。这样就难以保证精子质量,无法与卵子完好结合,反而使怀孕概率下降。

② 同房频率过高也会给女性造成一定的心理压力,从而影响排卵,降低受孕成功率。

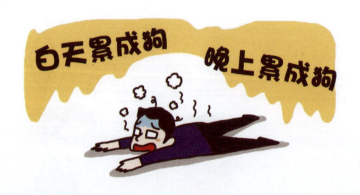

夫妻双方如果同房频率过高影响精子质量,同房频率过低又可能错过排卵期。那么,究竟同房频率多少最科学呢?

① 相对于排卵期,女性在非排卵期同房后受孕成功的概率会小很多,其受孕的可能性也只是由于女性提前或推迟排卵。因此,在非排卵期,夫妻每周 1~2 次同房频率即可。

② 相对于非排卵期,在排卵期同房受孕成功的概率会大很多,因此女性可以在排卵期适度增加同房频率。理论上来讲,夫妻双方在排卵期每 2 天同房 1 次即可。这样可以在保证精子质量的前提下,让精子提前或准时到达输卵管,与卵子结合形成受精卵。

③ 夫妻同房时,可以采用利于受孕的姿势来提高怀孕的概率。研究表明,男上女下式是最容易受孕的姿势。女性平躺仰卧,双膝微弯稍分开,这样可使男性的精液射在宫颈口周围。对子宫前位的女性来说,这样的体位也是最佳的受孕体位。

05 抓住最佳备孕时机,增加受孕成功率

备孕也要讲究天时、地利、人和。夫妻双方在合适的年龄、合适的季节、合适的时间进行性生活,就很容易怀上宝宝。夫妻要珍惜最佳备孕时机,顺利怀上宝宝,拥有一个完美的小天使!

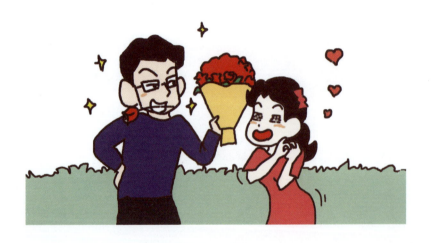

① 女性的最佳的妊娠年龄为23~29周岁。这一时期的女性身体发育完全成熟,卵子质量高。如果此时怀孕,胎儿的生长发育较好,早产、畸形儿和痴呆儿的发生率最低,并且分娩危险性也较小。

② 男性的最佳年龄在 30~35 岁之间。年龄过大的男性其精子的基因突变率较高,精子的数量和质量都得不到保证,不利于胎儿的健康发育。

③ 在一年四季中,夏末秋初是最适合怀孕的季节。因为这个季节盛产大量的蔬菜水果,准妈妈可以摄入丰富的营养,适合孕期的营养补充。等到准妈妈第二年分娩的时候,气候也是非常适宜的,比较适合"坐月子"。

④ 一天中最好的受孕时间是下午 5 点到 7 点。有研究表明,下午 5 点到 7 点之间,男性精液数量特别集中,而且快速运动的比例增大。也就是说,在这段时间内无论是精子的数量还是质量都会达到高峰。女性在下午 3 点到 7 点之间,荷尔蒙分泌也较多,女性荷尔蒙的分泌有助于排卵,提高受孕的成功率。当然,备孕夫妻如能事先询问专业医生,更可以达到事半功倍的效果。

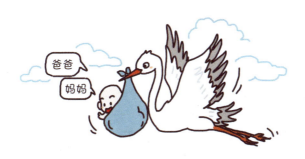

孩子,谢谢你选择了我们做你的爸爸妈妈。
咱们家因为有你终于完整了。

06 中医调理,提高身体机能

如果长时间生活作息不规律且工作繁忙,很多女性的身体机能会出现一定程度的损害。从中医的角度可以进行孕前调理,帮助女性恢复身体机能。

常见的调理主要包括月经调理和舒肝养血。月经调理主要是对于那些月经不调或不规律的女性进行的。将女性的月经调理正常是受孕成功的前提。此外,有的女性在备孕时心情郁结,很难疏解和放松。这不仅不利于受孕,长此以往也会造成气滞血瘀。中医通过药物调理帮助女性舒缓心结,舒肝养血。

中医调理的时间最好开始于备孕前半年。一方面,中医调理需要一定的时间才能看到效果。另一方面,女性也需要在调理期间配合生活习惯的改善,如早睡早起、饮食平衡、戒烟戒酒等。

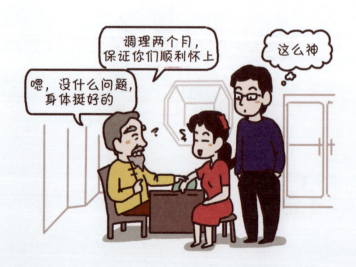

需要注意的是，并非所有女性都需要进行中医调理。只有身体机能相对较差或者年龄较高的女性，或者曾有过流产、患有妇科炎症的女性可以考虑进行中医调理。

虽然进行中医调理时需要服用一些中药，但不用过于担心，即使在调理期间受孕成功，也不会影响宝宝健康。

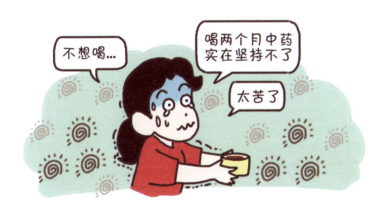

辅助受孕小妙招，针灸和运动

很多夫妻都希望备孕时就能立刻怀孕。那么，其实准妈妈可以采用以下方法来提高受孕成功率。

① 可以采用一些物理方式来提高受孕的概率，如针灸。针灸一方面可以提高精子的质量，另一方面可以增加女性子宫的血流量，帮助卵子和精子更好地结合。

② 可以采用一些运动方式来提高受孕的概率，如瑜伽、游泳和慢跑等。瑜伽运动的特点可以通过放松肌肉组织，特别是大腿、腰部等部位来增加通往生殖器的血流量，提高受孕概率。同时也可以通过适量的游泳和慢跑来释放和缓解日常的压力和焦虑情绪。这不仅可以改善身体状况，如提高心肺功能、燃烧脂肪等，更重要的是可以改善女性的情绪状态。良好的情绪有助于受孕。

在这里要特别提醒那些急于受孕的女性，不要因为想要达到快速受孕的目的而服用促排卵的药物。因为尚不能确认这些药物会产生哪些危险，即使因此而受孕成功，孕妇和宝宝可能也会受到不良的影响，如产科并发症、胎儿的生存能力差等。所以，备孕期间避免服用药物，如特别需要，也要在医生的建议和指导下服用。

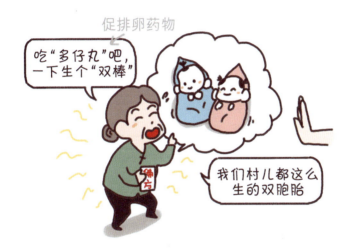

二、特殊情况下，如何提高受孕成功率

01

高龄如何备孕

现在的很多女性往往会因为工作、家庭等多方面的原因而推迟受孕时间，从而错过最佳生育年龄，甚至出现 35 岁以上的高龄备孕。相对于最佳生育年龄，高龄备孕存在的危险更大，宝宝不健康的比例更高，并且受孕的成功率也没有最佳生育年龄时高。为了增加怀孕概率和未来宝宝的健康，高龄备孕的准妈妈们在孕前体检、生活习惯等方面更应该谨慎和重视。

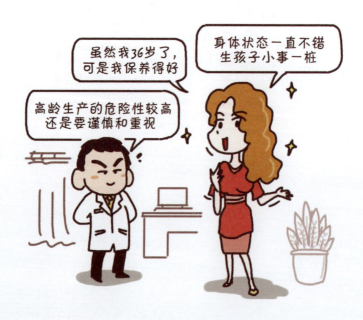

① 高龄备孕的准妈妈们的身心都不是最佳状态，更不应该放松警惕，而要在思想上引起重视。准妈妈们要改变不良习惯，调整好自身状态，戒烟戒酒，避免熬夜并保证睡眠质量，适度运动，调整饮食，及时补充叶酸等。

② 备孕前，夫妻双方要进行更加详细的孕前体检来评估夫妻双方的生育能力、有无其他疾病等，必要时可进行基因、染色体检测。

③ 当高龄准妈妈的卵巢功能下降不能分泌适量的激素而造成受孕困难时，准妈妈们可以借助先进的辅助生殖技术，帮助自己受孕。

④ 因为高龄备孕的危险性较高，所以在怀孕后一定要按时产检，掌握准妈妈的身体情况和胎儿发育状态，出现异常或畸形时应及时干预和积极治疗。

⑤ 高龄妈妈要在分娩过程中遵照医生建议，选择适当的生产方式，保证自己及胎儿健康平安，减少不必要的风险。

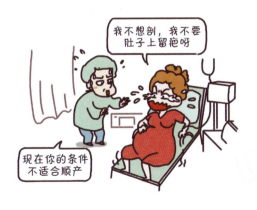

02 | 二胎如何备孕

随着国家生育政策的放开,越来越多的家庭开始计划生育第二个宝宝,虽然对于有过生育经验的准妈妈来说,生理和心理上都已经较为适应,就认为孕育二胎照样会很顺利,这种想法是有偏差的。大部分开始计划二胎的妈妈已经错过了最佳的生育年龄,并且卵巢、子宫等生殖器官随着年龄的增长也呈现衰老的状况,因此在备孕和孕育方面更应该加以重视,注意身心调理。

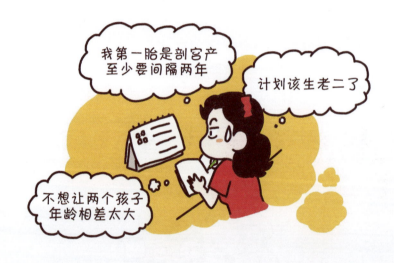

二胎备孕的准妈妈更要重视孕前检查,在备孕前做好孕前检查。怀二胎与一胎的间隔时间最好在两年或以上,此时准妈妈的身体各方面都已经恢复正常,才适合再次备孕。女性二胎备孕的最佳年龄最好在30

岁之前。因为 35 岁之后的准妈妈的生育能力已下降，成了高龄产妇，所以各种妊娠期并发症发生概率会升高。此时的准妈妈要平衡饮食营养。高质量的饮食更容易生出健康的宝宝。建议准妈妈多食用高蛋白、低脂肪、性温和的食物。此外，准妈妈应该协调好工作和生活。按时作息、规律生活、远离不良的生活环境、避免不规律的生活习惯，增加受孕概率。最后，准妈妈要保持心情愉悦。准妈妈如果盼子心切，导致烦躁焦虑、肝郁不舒，会影响怀孕。因此，在受孕过程中，准妈妈应舒缓情绪，可提高受孕概率。

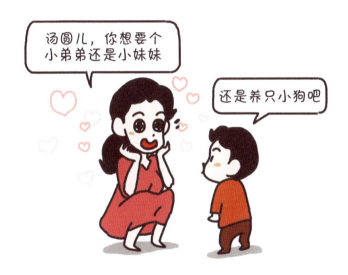

03 | 人工受孕如何准备

很多夫妻备孕多年仍未成功的因素有很多。抛开心理因素的影响，男性无精、少精，女性阴道痉挛、宫颈细小等生理因素占了很大一部分。虽然不能受孕，但很多夫妻仍然想要一个健康的宝宝，人工受孕就成了一些家庭的选择。

人工受孕是人工授精和试管婴儿方法的统称，成功概率大约为30%。但夫妻人工受孕的成功率也会根据精液的不同或者操作次数的差异而不同。如精液正常，人工受孕成功率可提升到 50%~70%。

不是所有的不孕夫妻都可以进行人工受孕。在进行人工受孕前，准妈妈需要做详细的妇科检查。检查包括内外生殖器官是否正常、子宫内膜活检腺体分泌是否良好、双侧输卵管是否通畅等。只有这些条件全部正常的准妈妈才能进行人工受孕。

夫妻双方可以通过以下方式增加人工受孕的成功率。

① 是高质量的精子。相对于精子异常的男性，精子的数量和活动力较好却不能性交的男性，其人工受孕成功的概率更大。

② 是适逢女性怀孕最佳年龄。人工受孕的女性最佳年龄是在35岁之前。如果超过了这一年龄，女性受孕成功率就会相应降低。

③ 排卵正常的女性。相对于月经不规律，排卵不正常的女性，月经规律、排卵正常的女性受孕成功率更大。

④ 既往已受孕。曾经受孕成功却意外流产的女性，人工受孕的成功率更高。

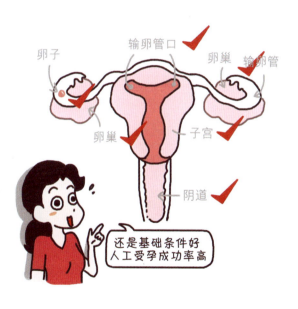

04 子宫后位不可怕

子宫后位是一种较为常见的子宫位置，对性生活没有太大的影响，但会阻碍卵子和精子的结合。子宫后位分为轻度子宫后位和重度子宫后位。

轻度子宫后位的准妈妈一般不会有明显症状，不需要特别治疗，但会影响受孕成功率，需要采用适当的方式来备孕。方法为，同房姿势的选择极为重要，多采用后入式的同房姿势更利于子宫后位的准妈妈受孕。然后准妈妈可在臀下垫一个适当厚度的枕头，静卧30分钟左右，抬高臀部使精液更顺利地进入子宫颈口。对于轻度子宫后位的准妈妈可以采用适当的运动方式进行矫正。如每天侧卧、仰卧、跪起三次，每次活动30分钟，来帮助子宫前倾。

相对于轻度子宫后位，重度子宫后位的准妈妈还需要特别注意。例如，准妈妈会感受到腰酸，严重的甚至会感到整个腰部酸胀难忍，影响正常生活。建议重度子宫后位的准妈妈不要急于备孕，应先咨询专业医生进行子宫的复位。因为即使受孕成功也可能会出现孕后流产等情况。

子宫后位不可怕，可怕的是大部分准妈妈不能以积极的心态去应对，其实只要调整心态，积极纠正，对于受孕不会产生很大影响。

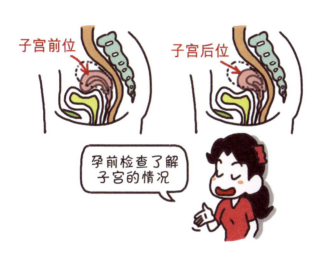

三、其他的孕育知识

01. 识别假性怀孕

很多女性因为求子心切,身体上会出现类似怀孕的症状,如停经、恶心呕吐、腹部隆起,甚至还会感到胎动,但 B 超检查却未发现任何子宫内或子宫外的妊娠。这种情况称之为假性怀孕。

假性怀孕的原因主要集中在心理和疾病两个方面。

① 有些准妈妈内心对怀孕十分渴望却迟迟没有怀孕,造成了其精神压力过大,这种心理压力会导致准妈妈不自觉地产生一些类似怀孕的症状,但体内的绒毛膜性腺激素并不会上升。面对这样的情况,准妈妈应该适当转移注意力,放松心态,假孕症状慢慢就会减轻甚至消失。

② 有些准妈妈的假性怀孕症状可能是因为疾病导致,如红斑性狼疮。患有此病的准妈妈往往因为血液中绒毛性腺激素浓度的上升而出现恶心、呕吐等类似孕早期的症状。所以假性怀孕的准妈妈出现孕早期现象却未受孕成功者切不可大意,很有可能是因疾病所致。即使发生了,准妈妈也不必惊慌,可到正规医院进行详细检查,做到早发现、早治疗。

可见，定期产检对于准妈妈来说是极为重要的。一方面准妈妈可以对自身状况有一个了解和认知；另一方面也可以避免假性怀孕的发生。同时强调的是，准妈妈是否怀孕还需要去专业医院进行正规检查，以此为准，切不可自行揣测，盲目下结论。

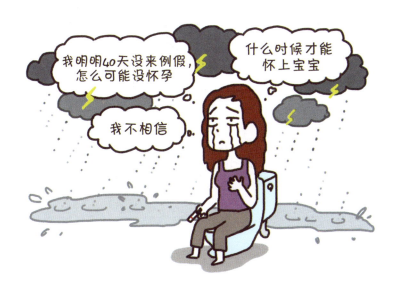

02 男宝女宝生育概率相同

有的夫妻特别想要男宝,有的伴侣则特别钟爱女娃。对于子女有性别偏爱的夫妻有方法来帮助他们怀上"喜欢"的宝宝吗?

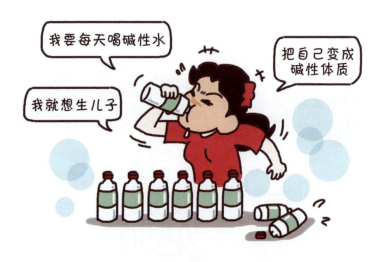

很遗憾地告诉备孕夫妻,这种可能性很小。

① 宝宝是由胚胎成长发育而来的,而胚胎又是由受精卵发育而来,受精卵则是由准爸爸的精子和准妈妈的卵子结合而来的。准爸爸的精子包括 X 型精子和 Y 型精子,准妈妈的卵子只包括 X 型卵子。当 X 型卵子与 Y 型精子结合形成 XY 型受精卵,这个受精卵发育成胚胎最后形成的就是男宝。当 X 型卵子与 X 型精子结合形成 XX 型受精卵,其最后形成的就是女宝。也就是说,宝宝的性别主要取决于准爸爸的 Y 型精子。准爸爸的 X 型精子和 Y 型精子与准妈妈的 X 型卵子结合的概率是随机的,呈现 1∶1 的趋势。因此,无论是哪种结合情况,其生男生女的概率都是随机且相同的。

其实,男孩女孩都是夫妻双方爱的结晶,不应过于在意性别而忽视孕育宝宝的意义。

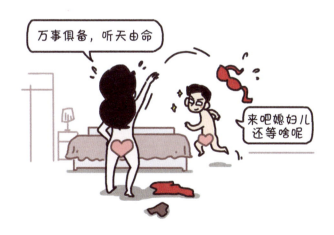

03 不孕不育的后天形成

很多夫妻备孕多年仍未见成效,有的甚至很年轻就失去了生育孩子的可能。造成这种不孕不育的原因是多样的,并且随着生活节奏的加快,不孕不育的成因不再仅仅因为先天因素或者一些疾病,大多是因为很多后天因素导致的。

① 不良嗜好。除了熬夜、喝酒等不好的生活习惯,有的年轻夫妻还会食用过量的咖啡因。有的准妈妈要么过度节食,要么过度肥胖,甚至吸食毒品,这些都会导致准妈妈排卵不畅,准爸爸精子质量不佳,长此以往就会造成夫妻不孕不育。

② 内分泌失调。快节奏的生活,高压力的工作,加上准妈妈的年龄增长,这些都不利于受孕,综合起来会导致准妈妈的荷尔蒙失调。长期处于内分泌紊乱,就会出现不孕不育的情况。

③ 生活环境的破坏。饮食中潜藏着风险,如食物中含有的防腐剂和食品添加剂,蔬果中的杀虫剂和除草剂等。这些食物长期食用都会对卵子和精子产生伤害。

可见，现在的不孕不育不单单是先天的问题，还有一大部分是后天因素造成的。在这里要告诫计划备孕的夫妻，应改变不良生活习惯，改善饮食方式，多做运动，保持心情舒畅，这样既可以保证身体健康，也能提高受孕成功率，最终孕育出一个健康的宝宝。

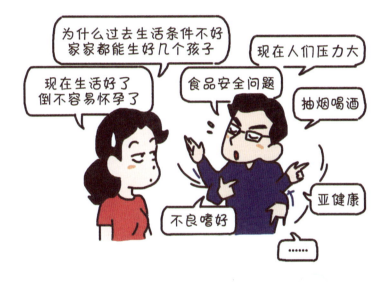

PART 2
欣然而至的孕早期

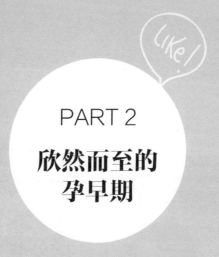

受孕成功后,准妈妈开始了孕育的过程。根据胎儿发育情况,孕期分为孕早期,孕中期和孕晚期三个阶段。

孕期的前3个月,即孕1周到13周称为孕早期。这一时期是准妈妈孕期反应最强烈的时期,也是胚胎发育最为重要的时期,同时也是危险性最高的时期。准妈妈在孕早期发生流产的概率最高。因此,提前了解和熟知孕早期的注意事项有备无患。

第一节

了解早孕反应和孕早期疾病，顺利度过孕早期

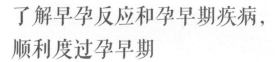

一、早孕反应，习以为常

早孕反应形式多多

早孕反应一般始于停经 4~5 周，持续 12 周左右的时间。常见的早孕反应如下。

① 准妈妈因为体内激素的增加而出现一系列身体症状，包括停经、恶心呕吐、头晕、乳房胀痛、腹胀、尿频等。有的准妈妈也会在受孕 11~12 天左右出现少量的阴道出血现象，但不常见。大部分准妈妈都会有或多或少的孕早期症状，只是因个人体质的不同产生的反应或大或小。

② 准妈妈不仅身体出现了变化，心理也会受体内激素的影响而产生如敏感、疲倦、贪食或厌食等心理症状。女性体内快速增加的黄体酮是造成准妈妈疲倦的主要原因，雌激素的增加导致准妈妈对气味的高度敏感。

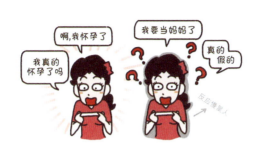

早孕反应并非疾病，而是一种适应性反应。准妈妈在妊娠 12 周后，随着体内人绒毛膜促性腺激素水平的下降，症状会自然消失，一般不需要特殊处理，因此不用过于担心。但有些准妈妈的早孕反应特别大，为了更快地适应和过渡，可以从以下三方面应对。

① 夫妻双方多学习孕期知识，充分了解早孕反应，做好心理准备。

② 准妈妈在饮食上注意少食多餐，多选择富含碳水化合物和蛋白质的食品为食，尽量少吃汤汤水水和刺激性的食物。

③ 进行一些适当的运动，如室外散步、孕妇保健操等，不仅可以改善心情，强健身体，同时可以减轻早孕反应。

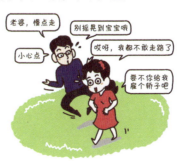

02 良好心态应对孕吐现象

大部分的准妈妈都会经历孕吐的艰辛,虽然不影响胎儿健康,但是对于准妈妈的身体和心理却是极大的折磨。孕吐是早孕反应中最为常见的现象,准妈妈要有一个良好心态去应对。

孕吐出现的原因是准妈妈体内雌激素和人绒毛膜促性腺激素水平的升高,使准妈妈的身体出现不适应的症状进而产生恶心头晕的现象。一般开始于受孕后的第 5 周或 6 周,结束于怀孕后 3 个月。孕吐程度分为轻度孕吐和重度孕吐。

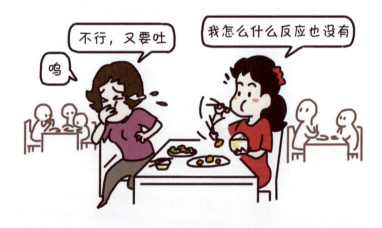

为了帮助准妈妈更好地适应和应对孕吐,在此提供一些缓解方法。

① 饮食。准妈妈选择清淡、易消化的食物，少食多餐，并且可以采用变换食物种类的方式促进食欲，每隔 2~3 小时进食一次即可。

② 药物。为了减少恶心、呕吐的反应，准妈妈可以补充一些维生素 B 及维生素 C。但轻度孕吐一般不建议用药，如果用药可服用少量镇静止吐剂，而且必须在医生的指导下用药。

③ 睡眠。准妈妈要注意休息，保证足够的睡眠时间，晚间至少要睡 8 小时。

大部分准妈妈都会经历轻度孕吐，但有小部分准妈妈会出现严重孕吐的现象。此时为了减小危险，建议准妈妈住院治疗。因为准妈妈待在家里可能会突发很多状况，危及生命。如若住院之后，仍然不能缓解，身体状况十分不好，此时应该听从医生建议，考虑是否终止妊娠。

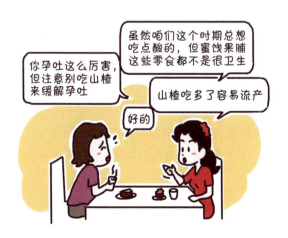

03 良好生活方式应对睡眠困难

怀孕后的准妈妈体内的荷尔蒙激素发生变化,在激素的作用下出现了很多适应性反应,其中较为常见的一种就是睡眠问题。准妈妈在受孕成功后体内的黄体酮激素增加,激素增加引起准妈妈疲劳和犯困。准妈妈子宫因胎儿发育而日益增大,压迫膀胱,导致出现尿频现象,以致影响准妈妈的睡眠质量。受孕成功后,准妈妈的乳房因激素分泌增加而肿胀,腹部因胎儿增大而凸起,身形的变化限制了准妈妈的睡眠姿势,进而影响睡眠质量。

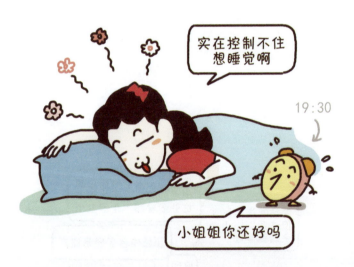

良好的睡眠有助于准妈妈的身心发展和胎儿的健康成长,特别是在孕早期。为了在孕早期有一个良好的睡眠质量,准妈妈可以从以下四点进行尝试。

① 安静的卧室、新鲜的空气、整洁的房间、宽大洁净的床品，这些都为准妈妈提供了一个良好的睡眠环境，能够改善准妈妈的睡眠质量。

② 准妈妈应作息规律，适当运动。睡前泡一个大约 10 分钟的热水澡，可促进准妈妈的血液循环。睡前尽量少喝水，避免尿频起夜。睡前 2 小时尽量不要进食，饱腹也不利于睡眠。

③ 准妈妈在孕早期就开始采用向左或向右的单侧睡眠姿势，这种姿势可以加强血液和营养流向准妈妈的子宫和胎儿，同时也利于睡眠质量的改善。

④ 准妈妈要保持一个放松的心态，不要过分忧虑，焦虑更容易失眠。

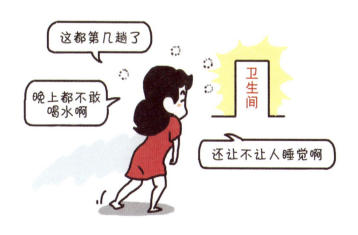

04 舒缓心情度过疲倦的孕早期

准妈妈受孕成功后会产生很多身心症状,疲劳感就是其中较为明显的一种。准妈妈疲劳感的产生一方面受到体内黄体酮激素增加的影响,另一方面如尿频等体能原因耗费了准妈妈过多的精力。多方面的原因造成准妈妈筋疲力尽的情况,从而产生疲劳感。

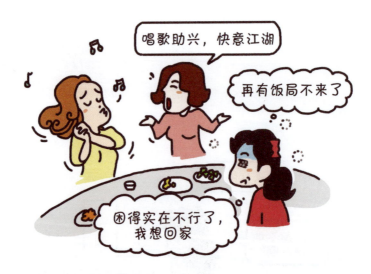

准妈妈在孕期感到疲劳是很正常的现象,尤其在孕早期。但是长期处于疲劳状态则需要引起准妈妈的重视,这会造成准妈妈身体和心理的不适感。因此,准妈妈可以在孕早期采用以下四种方式来缓解疲劳。

① 准妈妈要调整作息时间，多休息。准妈妈在孕早期可以适当减少一些没必要的活动、应酬，规律自己的作息时间。上班的准妈妈更要注意作息规律。良好的休息是缓解疲劳感的法宝。

② 准妈妈在孕早期可进行适度运动。适度运动可以帮助准妈妈调整休息，对消除疲劳感有积极的促进作用。如准妈妈可以做些简单的运动，如散步等。

③ 准妈妈多食用可以缓解疲劳的食物。富含丰富维生素 B6、叶酸和磷脂等元素的食物就能很好地缓解疲劳感，如麦芽。

④ 准妈妈在孕早期相对敏感和脆弱，疲劳状态会加剧准妈妈的消极情绪，从而产生焦虑、烦躁的感受。此时，家人特别是丈夫的理解和照顾就显得特别重要。准爸爸应该担负起责任，帮助妻子舒缓心情，陪伴她一起度过疲倦的孕早期。

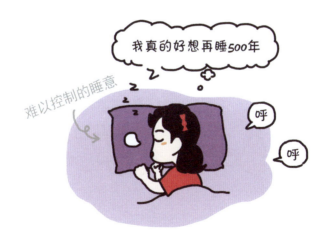

二、孕早期疾病，屡见不鲜

01. 物理治疗孕早期感冒

准妈妈在受孕成功后，身体的抵抗力会下降，很容易受到外界刺激的影响。感冒就是孕早期常见的疾病，特别是在换季的时候更容易出现感冒、发烧的症状。但是在孕早期，胎儿的发育还不稳定，为了胎儿的健康，准妈妈不敢随便吃药。但是这种硬抗的方式也不恰当，因为如果准妈妈感冒、发烧就很有可能会引起持续高热，病毒也会入胎盘感染到胎儿，危及母子安康。

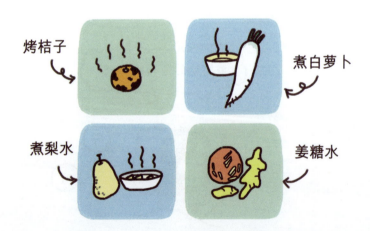

准妈妈若是轻微感冒，后果并不严重。准妈妈可以通过喝萝卜白菜汤和姜汤等来缓解症状，或者使用热气熏蒸的方式帮助准妈妈缓解鼻塞等症状。如果准妈妈发烧，可以采用物理方法降温，但如果身体体温持续升高,没有下降的趋势,则需要马上就医,在医生的建议下安全用药。

准妈妈在孕早期即使患轻微感冒也会令其十分难受,再加上早孕反应,多种不适增加了感冒的难受程度,对于准妈妈来说更是一种折磨。准妈妈可以在孕早期采用两种方法进行预防。

① 感冒多发于天气多变、温度不稳定的时候。因此准妈妈在早晚、季节交替的时候多注意增减衣服。

② 准妈妈每天晚上睡觉之前可以用热水泡脚,最好没过脚踝,水温宜稍高一点,达到疏通经络的效果,也有助于睡眠,增强身体免疫力,预防感冒。

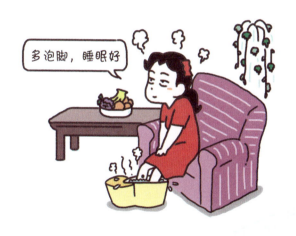

02 正确分辨孕早期阴道出血

有的准妈妈在孕早期会出现少量阴道出血的情况，这种情况并不少见，但也可能预示着某些严重的问题。因此，在孕早期，只要准妈妈的阴道有血液流出，哪怕只是少量出血或者出血已停止，准妈妈都应该立即去医院检查以确定自己和胎儿的健康情况，并排除准妈妈发生妊娠并发症的可能。

准妈妈在孕早期出现阴道出血最严重的原因就是先兆性流出或宫外孕等。先兆性流产的特征是准妈妈的阴道出血量较少。一旦出现先兆性流产的情况，准妈妈需要在医生的建议下进行保胎并保证充足的休息。而宫外孕的准妈妈在阴道出血的同时会伴随腹痛。一旦这种情况出现，准妈妈就要多加注意，进行B超检查，确定胎儿发育并时刻关注自己的身体变化。

在孕早期，准妈妈阴道出血的原因还可能是因为体内的凝血酶较低造成的。凝血酶较低是因为身体内缺乏维生素K。因此，准妈妈在孕早期可以多食用富含维生素K的食物，如菠菜、白菜和鱼等。此外，营养均衡也很重要，在食用富含维生素K的食物时，也应该多食用谷类食物、新鲜的水果、蔬菜等。并且为了减轻早孕反应，准妈妈的饮食应以清淡为主。

其实，维生素K的缺乏不仅导致准妈妈阴道出血，也会损害胎儿的智力发育。所以，准妈妈进行维生素K的补充是十分必要的。

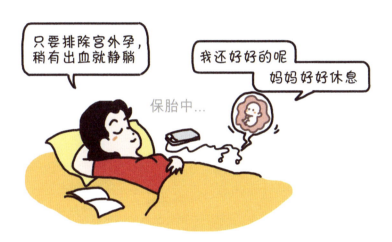

03. 正确看待孕早期腰痛、腹痛和头晕

孕早期，还有一些症状需要准妈妈关注，做到早了解、早预防，及时预知危险并处理危机。

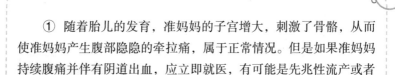

① 随着胎儿的发育，准妈妈的子宫增大，刺激了骨骼，从而使准妈妈产生腹部隐隐的牵拉痛，属于正常情况。但是如果准妈妈持续腹痛并伴有阴道出血，应立即就医，有可能是先兆性流产或者异位妊娠导致的。

② 腰痛。准妈妈在孕早期会有轻微的腰疼症状，持续时间短暂，属于正常现象。但一旦出现腰部疼痛厉害且持续时间较长的情况，就需要引起准妈妈的重视，很可能是由于宫外孕或者慢性炎症导致的。此时准妈妈应立刻去医院就诊，及时干预，避免危险的发生。

③ 头晕。准妈妈在孕早期对循环血量的需求较多，心脏在产血的过程中负荷大大增加，在供血的过程中未能满足准妈妈大脑的血液需求，从而出现头晕。一般而言，准妈妈随着孕期的进展，头晕会慢慢好转。准妈妈在孕早期出现头晕时可以采用以下方式缓解。如，准妈妈不要猛地从床上或者沙发上站、坐起等；对于不适合孕期的准妈妈的工作环境，最好在孕前就暂时离开，并保证充足的睡眠和休息。

准妈妈通过了解和知悉在孕早期较为常见的身体症状,可以更好地预知危机和防止危险的发生。准妈妈要特别重视,切不可疏忽大意,造成不可挽回的悲剧。

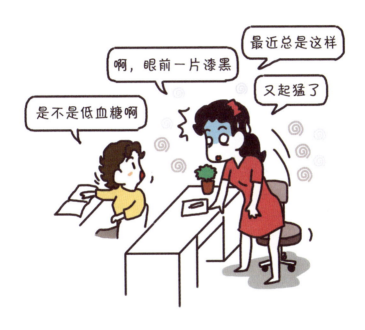

04. 不受欢迎的宫外孕，及时检查降低风险

受孕成功后，准妈妈胚胎种植在子宫腔内则为宫内孕，大部分的准妈妈都属于这一种。但有的准妈妈出现了异位妊娠的情况，即胚胎种植在子宫腔外，多见于输卵管，少数见于卵巢、宫颈等部位。这种胚胎没在子宫着床，而在其他部位发育的情况称为宫外孕。宫外孕严重时会危及准妈妈的生命。

导致准妈妈宫外孕原因如慢性输卵管炎、结核、子宫内膜异位等。

① 炎症是造成准妈妈输卵管狭窄的罪魁祸首。

② 子宫内膜异位症等生殖系统疾病也都可能改变输卵管的形态和功能。

③ 人工流产等宫腔操作更是增加了炎症和子宫内膜进入输卵管的概率，进而导致输卵管粘连狭窄，增加了准妈妈宫外孕的概率。

在孕早期，准妈妈出现宫外孕时是没有什么明显的症状，自己无法察觉。所以，准妈妈如果自测为已经怀孕，还需要去医院进行B超检查确认。B超可以准确地看出准妈妈的胚胎在哪里植入，是否出现了异常妊娠的情况。有的时候，宫外孕和先兆流产很相似，准妈妈一旦出现腹痛并伴有阴道出血就要立即就医，及时检查，避免疏忽大意造成悲剧。

其实对于准妈妈来说，如暂不考虑做母亲，就要做好避孕措施。如果打算生育宝宝，就要选择夫妻双方心情和身体状况俱佳的时机怀孕，这样才会降低出现宫外孕的风险。

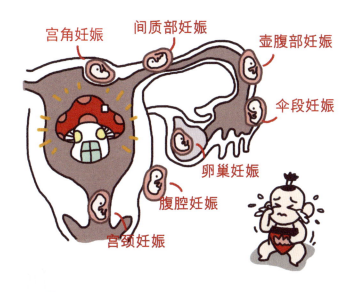

05　脆弱的孕早期，预防自然流产

临床上有多种类型的流产，自然流产是其中的一种，是指准妈妈在怀孕一个月，妊娠不足 28 周或胎儿体重在 1000 克以下就终止妊娠的情况。自然流产的原因有很多，如染色体异常、接触有毒物质、身体疾病等。

自然流产后需要多长时间才能再次备孕是每个准妈妈都想知道的答案。其实，这主要取决于自然流产后准妈妈子宫的恢复情况。对于未做清宫手术的准妈妈，自然流产不会造成子宫损伤，子宫的恢复较快，一般在 2 个月或以上，准妈妈等到月经周期恢复正常便可进行再次受孕。对于进行了损伤性清宫手术的准妈妈，子宫的损伤需要 3 个月的时间修复，加上准妈妈生理周期调整的所需时间，最好休养半年以上再尝试受孕。

准妈妈可以采用以下方式预防自然流产。

① 准妈妈一定要重视孕期保健与卫生，清洁阴道，保证洁净。

② 准妈妈要保持心情愉悦，情绪稳定。

③ 准妈妈在孕早期一旦出现流产先兆时应卧床休息，并且禁止夫妻性生活。此外，经医生诊断有流产迹象时，要听从医生的建议，进行干预，如准妈妈出血过多要随时就诊。

④ 有不良妊娠分娩史和遗传性疾病家族史的准妈妈要在怀孕前去医院作咨询和检查，切不可疏忽大意。

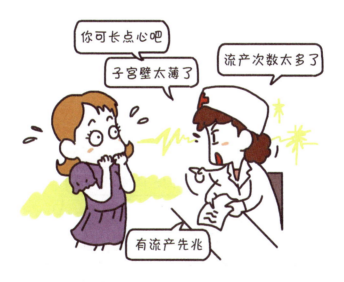

第二节

关注孕早期保健,平稳度过孕早期

一、准妈妈孕早期的"安胎药"

01 **孕早期"安胎药",饮食、运动、好心情一样都不能少**

在孕早期,因胎儿还不稳定,需要准妈妈在这个时期更要留意,避免滑胎等情况的出现,特别是那些压力大和患有子宫肌瘤、妊娠高血压等病症的女性。

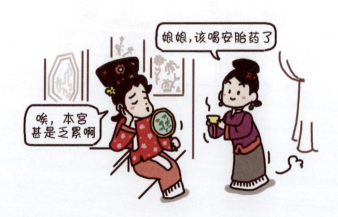

准妈妈在孕早期可以采用以下方式来保护胎儿。

① 准妈妈在孕早期为了避免因营养不良或营养过剩造成滑胎现象，需遵循营养均衡搭配的原则，即少食多餐，以及食用富含热量、蛋白质和维生素的食物，如肉类、豆制品、牛奶、蔬菜和水果等。

② 准妈妈在孕早期需补充叶酸，以降低胎儿发生神经管缺陷等神经疾病的概率，促进胎儿的健康发育。因准妈妈只能从日常饮食中获取极微量叶酸，因此在医生的建议下，可以口服叶酸进行针对性地补充。

③ 准妈妈进行适度低强度运动，可增强其体质，减少妊娠期间不适感，同时促进胎儿的健康发育，更利于准妈妈安胎。

④ 在孕早期，良好的情绪更利于准妈妈安胎。孕早期的胎儿极为脆弱，任何不良的刺激都可能会对胎儿造成致命的危害。因此，在此阶段要安抚准妈妈的情绪，其中家人，特别是丈夫的关心是最为重要的。

⑤ 进行定期产检。准妈妈在产检的过程中全面地了解自己的妊娠过程和胎儿的发育情况，及时发现和处理突发状况，更利于准妈妈安胎。

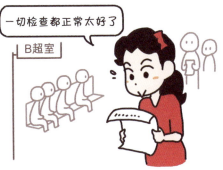

02　孕早期平衡健康的饮食习惯

准妈妈们因为孕早期妊娠反应会出现恶心、呕吐、眩晕等症状,并伴有食欲下降等状况出现。随着进食量的减少,很多准妈妈开始担心胎儿发育不良。其实在孕早期,胚胎还尚小,胎儿生长也比较缓慢,胎儿所需的营养物质与母体孕前大致相同。准妈妈在孕前体内会储备相应的营养物资供胎儿吸收。如果准妈妈强迫自己过多进食,不仅不能促进胎儿发育,同时也不利于准妈妈自身的身心健康。

在孕早期,准妈妈饮食需要注意以下几项。

① 准妈妈不要强迫自己进食,少食多餐,每2~3小时进食一次。以清淡、适合自己口味的食物为主。此外,多变换饮食花样,多搭配食物品种,调动准妈妈的饮食欲望。

② 虽然在孕早期胎儿的生长发育缓慢,但对准妈妈来说仍然是有最低营养需求的。准妈妈在孕早期的主食需求大约为4两,并且要适度补充优质蛋白和维生素,如食用适量牛奶、鸡蛋、禽类、鱼类和准鲜的蔬菜和水果等。

③ 对于早上晨吐严重的准妈妈来说,可以吃些烤面包、馒头片等易消化的食物。若进食后出现恶心、呕吐现象,准妈妈们也不要紧张和焦虑,放松心态,不要勉强进食,出去散散步或休息下再进食。

④ 适度休息可以减轻孕吐反应。等晚上反应较轻时,准妈妈可以适量增加一些食物,必要时睡前也可以加餐,以满足自身和胎儿的营养需要。

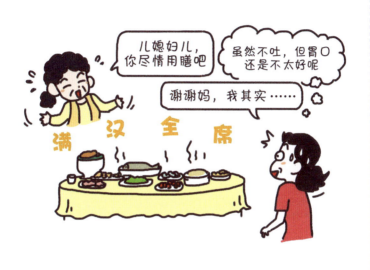

03 适合孕早期的运动来一波

准妈妈认为孕早期的胎儿在子宫内尚不稳定,加上自己的早孕反应严重,就应该卧床静养不要多做运动。其实,怀孕后进行适当的运动有利于缓解准妈妈的早孕反应和促进胎儿的健康发育,但准妈妈运动方式一定要适当和科学。

准妈妈在孕早期可以进行以下方式的运动。

① 散步是准妈妈在孕早期可以优先考虑的运动方式。经常散步可以缓解准妈妈的消极情绪,促进食欲,改善睡眠质量。每天可以进行半小时左右的散步。注意不要进行太大的运动幅度,应以漫步为主,并配合一些轻缓的音乐,以轻松、愉快的节奏进行。并且,为了散步时更舒服,准妈妈可以穿柔软、弹性好、弯曲度高的鞋子。

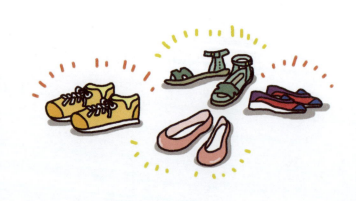

② 游泳也是准妈妈在孕早期可以选择的一项比较好的有氧运动。游泳一方面能够锻炼准妈妈的身体，舒缓情绪，促进血液循环。另一方面也能够促进胎儿的健康发育。但要注意，游泳时要选择卫生条件好、人少、水温适中的泳池。

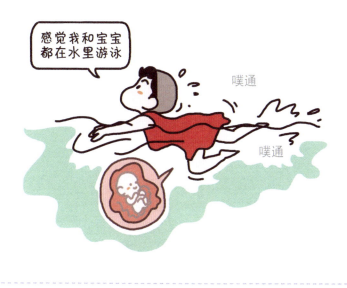

准妈妈在孕早期进行适量运动有助于自己和胎儿的健康发展，但不是所有的准妈妈在孕早期都适合进行运动，如有心脏病、高血压、甲状腺等疾病或有流产史的准妈妈在怀孕期间就不适合运动。准妈妈要结合自身的实际情况和医生的建议选择适当的运动方式。

04 调整心态保证良好心情

准妈妈受孕成功后体内的孕激素会升高，这会引起其情绪的改变，使其产生恐惧、担忧、焦虑等不良情绪，特别是在孕早期。

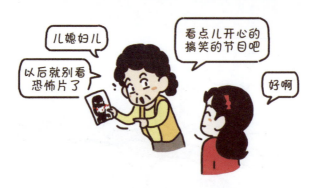

孕早期是胎儿在母体子宫内发育的关键时期，过度的情绪波动不仅影响准妈妈的身心健康，也影响胎儿的发育。在孕早期，准妈妈因受早孕反应的折磨而出现心情烦躁、郁闷、怨恨的消极情绪。为应对早孕反应带来的种种情绪波动时，准妈妈可以和有孕产经验的人多聊聊天或看些轻松愉快的电影，听些舒缓的音乐等。

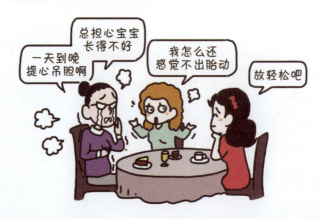

对于身体状况不是特别好，如患有子宫肌瘤的准妈妈，特别是在孕早期，会担心自己的身体健康和胎儿的发育情况，从而出现焦虑不安的情绪。为了减轻这种负面情绪，准妈妈要定期产检，咨询医生建议。同时，丈夫要多多鼓励妻子，给予更多的关心。由于孕早期的准妈妈的身心变化较大，令其常常难以适应突然的转变，此时会出现准妈妈对于家人，特别是丈夫产生更多的依赖感。这是准妈妈的生理和心理的双重需求。为了让准妈妈更好地达成心理过渡，丈夫此时更应该承担起家庭责任，更加体贴和爱护准妈妈，为孕育一个健康的宝宝共同努力。有的准妈妈虽然已生育过宝宝，但是可能面临着高龄备孕的风险，也要注意调整情绪，避免情绪波动。

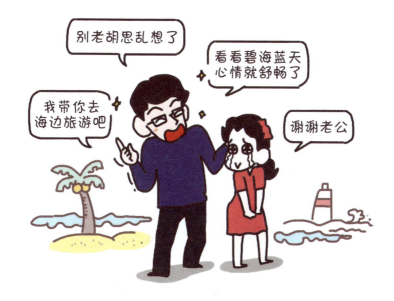

05. 孕早期时刻准备着的准爸爸

准妈妈在孕早期承受的痛苦和风险是最多的,同时也是心理最脆弱的时候,这是非常需要准爸爸的呵护,夫妻共同度过这一阶段。准爸爸在孕早期可以做以下事情来减轻妻子的负担。

① 准爸爸要多了解孕产知识,这样才可以及时应对准妈妈出现的种种问题,处理和调节准妈妈的情绪状态。

② 准妈妈最为常见的早孕反应是孕吐。准爸爸为了缓解孕吐带给准妈妈的心理负担,需要正确看待孕吐现象,漠视和冷淡的态度会伤害到准妈妈内心,不利于准妈妈的情绪调节和稳定。

③ 准妈妈怀孕后,身体机能会发生很大的变化,出现诸多不便的情况。面对这种情况,准爸爸要承担起家庭的责任,尽快适应,担负一定的家务劳动,分担生活的负担,解决准妈妈的后顾之忧。

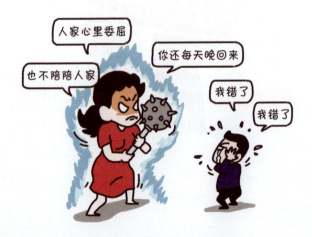

④ 其实在整个孕期，妊娠反应对于准妈妈来说比较辛苦，此时丈夫的关心和爱护是最为重要的，给予爱妻贴心的安抚是治愈一切的良药。准爸爸要调整自己的心态，体会到准妈妈的不容易，尽量避免厌烦、焦虑的情绪，共同体验受孕过程，积极乐观地面对妊娠反应的各种问题，夫妻感情在这一阶段也会得到升华。

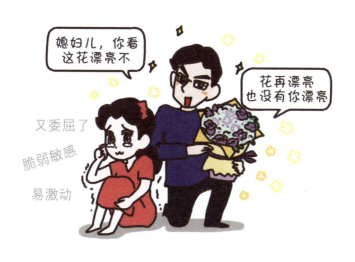

二、准妈妈孕早期的"保健品"

01. 避免孕早期同房

很多夫妻都很关注孕期同房。孕早期是否可以进行性生活，什么时候可以进行性生活，进行性生活的注意事项有哪些，这些都是很多怀孕夫妻对于孕早期同房的疑虑。

对于受孕妻子来说，怀孕期间是可以进行性生活的，但要在合适的时间段进行。实践证明，孕早期同房的危险系数是非常高的。在孕早期，胎儿还不稳定，孕激素分泌不足，胎盘和准妈妈母体的子宫壁连接还不紧密，如果性生活进行得不恰当，会引起女性子宫收缩，可能会造成流产，特别是对于有流产高风险的准妈妈来说危险系数更高。并且，处于孕早期的准妈妈的性欲会下降，加上早孕反应严重及身体状况的改变。此阶段同房对于准妈妈的心理和生理都是一种折磨。因此，在孕早期，夫妻双方最好尽量避免进行性生活。

面对有生理需求的准爸爸来说，如何平稳地度过这一阶段，这就需要夫妻双方共同努力。

① 夫妻双方要了解孕早期同房的风险和此阶段进行性生活的不良影响，然后调整心态，接受和适应此阶段的变化，促使夫妻双方具有一个良好的情绪状态。

② 准爸爸可以选择适当的运动，使体内的激素分泌和生理需求通过运动进行宣泄，如跑步等有氧运动。

③ 丈夫在此阶段更要注意关心爱妻的情绪变化，不要只在乎自己的需求感受而忽略准妈妈的需求。

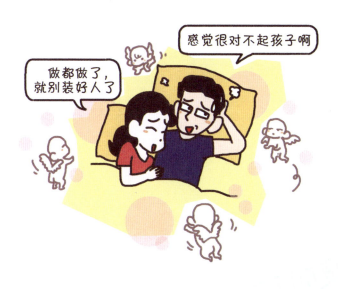

02 限制孕早期上网时长

目前虽然没有证据表明电脑辐射会直接影响胎儿健康,但是长时间接触电脑仍不利于胎儿成长发育,特别是在孕早期。

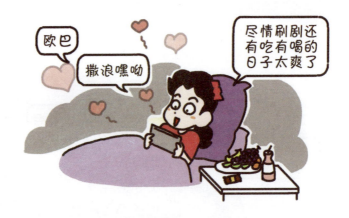

孕早期是胎儿发育的关键时期,如果准妈妈在此阶段遭受电脑辐射很有可能造成胎儿畸形。但有的时候因为工作需要,准妈妈不得不上网。建议准妈妈采用以下更科学、合理的方式使用电脑。

① 电脑辐射最大的位置是电脑屏幕背面，无论是在工作中、还是生活中，准妈妈在使用电脑时都要避免这个位置并且要与电脑保持一定距离。对于无法避免上网的准妈妈，如果条件允许的情况下，可以将电脑屏幕换成液晶显示器，可以减少辐射量。

② 准妈妈要控制上网时长，特别是在孕早期。准妈妈的上网时间不要连续超过 4 小时，并且每 1 小时休息 1 次，避免过度疲劳，影响准妈妈健康和胎儿发育。

③ 准妈妈可以从穿着和饮食方面来减缓上网带来的危害，如选购防辐射服。这类服装对于电脑辐射有一定的防护作用。准妈妈也可以多食用一些防辐射的食物，尤其是富含维生素 B 的食物，如胡萝卜，海带等。

建议准妈妈在孕早期尽量避免上网，尤其是对于那些高龄妈妈。孕早期的胎儿发育出现危险的概率很高，任何不良刺激都可能造成不好的后果。准妈妈们切不可疏忽大意。

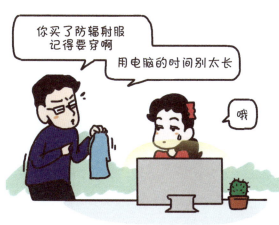

03 孕早期洗澡有讲究

孕早期是胎儿中枢神经系统发育的黄金时期,很容易受到外界不良刺激的影响。例如,准妈妈如果洗过热的热水澡,就可能会造成其体内产热增加或散热不良,导致出生后胎儿出现智能缺陷和各种器官畸形。

对于女性而言,洗澡的环境、水温高低等并没有什么太大的影响,但对于孕早期的准妈妈来说情况就截然不同了。准妈妈在洗澡时需要注意以下事项。

① 准妈妈在洗澡前要保证浴室防滑、安全,以免造成摔、滑等危险情况的出现。

② 洗澡水温过高时,不利于胎儿成长,会影响胎儿脑细胞的发育。因此,洗澡的水温应控制在27℃~37℃之间。并且要避免冷热水交替冲击腹部。

③ 相比于孕前,怀孕后的准妈妈会产生更多油脂,汗腺也会分泌更多的汗液。因此,为了保证清洁,避免细菌感染,夏天每天洗澡,冬天隔2~3天洗浴。如果条件不允许,准妈妈也要尽量用温水擦洗身子,每天清洗外阴。

④ 为避免胎儿缺氧,准妈妈洗澡的时间不宜过长,时间控制在15~20分钟即可。

⑤ 为了避免污水进入准妈妈阴道,造成细菌感染,最好采用淋浴的形式洗浴。

孕早期洗澡有讲究，准妈妈一不留神就可能会出现危险，既伤害到准妈妈，也影响到胎儿发育。准妈妈及其家人不要疏忽大意。

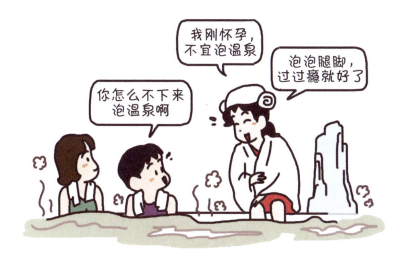

04. 孕早期用药遵医嘱

孕早期是胎儿各器官和大脑分化发育的关键时期，也是其最不稳定和脆弱的时期。胎儿如果在孕早期受到药物的影响，可能会导致胎儿畸形发育，甚至流产等。因此，准妈妈在孕早期尽量少用药物。如果必须用药，也需要在医生指导的情况下使用。

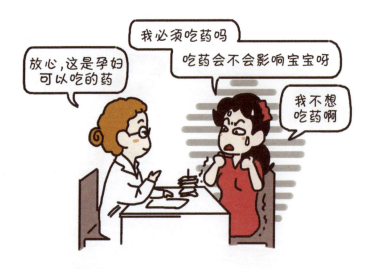

① 牙痛：准妈妈在孕期牙痛时不可自行使用止痛药或消炎药，要在医生的建议下合理治疗。

② 感冒：感冒是一种在孕期较为常见的疾病。感冒症状较轻的准妈妈要注意休息、多喝水就可以缓解，不需要吃药。对于流行

性感冒或病毒性感冒等重度感冒的准妈妈要及时就医,在医生的建议下进行药物治疗。

③ 腹泻:准妈妈若出现腹泻现象,先了解产生原因,若是一般腹泻可调整饮食、多喝水,若严重或感染性腹泻要及时就医,切不可自行吃抗生素治疗。

④ 贫血:准妈妈在孕期可能会因为营养或其他方面的原因出现贫血或血糖异常等现象。准妈妈第一需要了解贫血原因,如果是轻度缺铁性贫血,可以口服铁剂。如果是重度缺铁,则需要注射铁剂,必要时甚至需要输血。

每个准妈妈在孕早期出现的病症不同。为了准妈妈的健康和胎儿的发育,准妈妈要根据自己的实际情况及时就医,在医生的建议下合理医治。切不可自行决定,疏忽大意,造成不良后果。

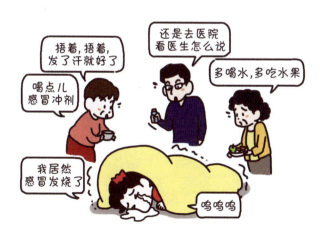

05. 孕早期穿着和护肤，选对了才行

很多女性，特别是上班的白领女性，因为工作环境的关系，其穿着和护肤是有特定的需求的。但是孕期，特别是孕早期，准妈妈为了健康和胎儿的发育需要注意以下事项。

① 衣服：准妈妈受孕成功后体内代谢得更加旺盛，出汗较多，特别是夏天。准妈妈如果排汗不畅，就很容易引起皮疹、皮肤感染等问题。建议穿透气性好、吸汗性强的棉质衣物。而且在孕早期，准妈妈由于子宫挤压会出现尿频的现象，在穿衣方面尽量穿一些松身、方便上厕所的衣物，如宽松运动衫等宽大且长的上衣。

② 鞋子：受孕成功后，准妈妈的足、踝、小腿等处的韧带更加松弛。为了让自己更加舒适，准妈妈可以选择鞋跟较低、舒适的便鞋。随着准妈妈体重的增加，身体越来越笨重，准妈妈在选购鞋子时以平底鞋为主，但鞋子也一定是防滑的。

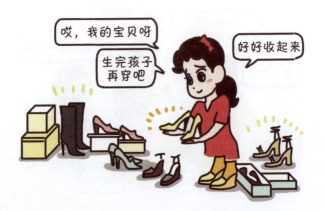

③ 内衣：准妈妈的乳房随着孕期内激素的变化会出现肿胀。准妈妈要根据乳房的大小选择适合的棉质的支撑式文胸。

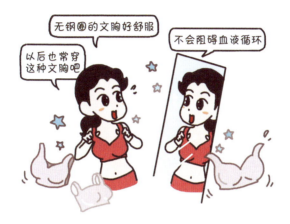

④ 护肤：为了胎儿的健康发育，准妈妈在孕早期最好放弃化妆品的使用，只选择使用酸碱适度、性质温和的护肤品。因为相比于那些清洁性强或刺激性大的护肤品，这些护肤品对皮肤没有很大的刺激性，对于准妈妈的伤害性较小。

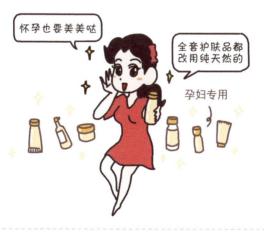

PART 3
安定平稳的孕中期

孕中期是指从孕 14 周到孕 27 周这段时间。此阶段是胎儿成长发育相对安全、稳定的时期。大部分准妈妈的早孕反应也在孕中期消失。准妈妈通过了解孕中期的注意事项,有助于胎儿的健康发育并向孕晚期的顺利过渡。

第一节

了解孕中期的孕育知识，事半功倍效果好

一、准妈妈的"安心丸"——常见的孕育知识

01. 吃得随心所欲可不是件好事

准妈妈通常在孕早期食欲会降低，如果早孕反应较大，就不能进食太多东西，体重增长也不会太快。但随着孕中期的到来，早孕反应消失，准妈妈的食欲大增，胎儿成长发育需要吸收大量的营养物质，此时准妈妈的体重会随着营养物质的吸收而增加，这属于正常情况。但是如果准妈妈的体重增长超过正常的范围，便会影响健康，并产生妊娠期疾病，如糖尿病、高血压等。超重既不利于准妈妈健康，也不利于胎儿发育。

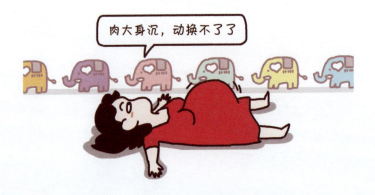

如果短期内准妈妈的体重增长过快,一周内体重增长超过了1千克,则应引起重视,说明需要适当控制体重了。准妈妈可以采用以下方式控制体重。

① 平衡饮食,不挑食,尽量选择高蛋白质、低热量的食物作为正餐,如牛奶、豆腐等。少吃零食,保证一日三餐定时定量,但禁止绝食以免影响胎儿的正常发育。

② 对于体重超标的准妈妈来说,进行适度运动有助于其脂肪的燃烧,但在运动前最好征求医生的建议,注意劳逸结合。

③ 很多准妈妈一听到自己超重就心烦意乱,甚至想吃一些药品强制减肥,这种方式是有危害的。准妈妈切不可贪图一时功效而服用药物减肥,这不仅不利于准妈妈的身体健康,也不利于胎儿的生长发育。

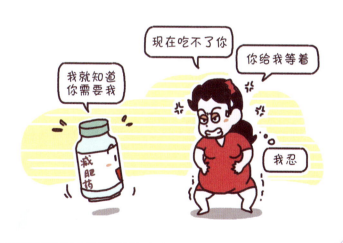

02 姿势不对，起来重睡，左侧卧的最佳姿势

大部分准妈妈进入孕中期后，其身形因为胎儿的生长发育而发生了较大的变化，进而影响了准妈妈的睡眠质量。选择适当的睡眠姿势，既能改善准妈妈的睡眠质量，同时也有利于胎儿的成长发育。

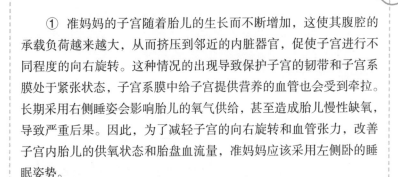

① 准妈妈的子宫随着胎儿的生长而不断增加，这使其腹腔的承载负荷越来越大，从而挤压到邻近的内脏器官，促使子宫进行不同程度的向右旋转。这种情况的出现导致保护子宫的韧带和子宫系膜处于紧张状态，子宫系膜中给子宫提供营养的血管也会受到牵拉。长期采用右侧睡姿会影响胎儿的氧气供给，甚至造成胎儿慢性缺氧，导致严重后果。因此，为了减轻子宫的向右旋转和血管张力，改善子宫内胎儿的供氧状态和胎盘血流量，准妈妈应该采用左侧卧的睡眠姿势。

② 左侧卧的睡眠姿势能在一定程度上改善胎儿发育迟缓。准妈妈采用左侧卧的睡姿有助于胎儿获得氧气，有利于胎儿的成长发育。

③ 若准妈妈出现下肢浮肿或静脉曲张，最好在左侧卧的同时将腿部适当垫高，这样有利于血液回流，减轻下肢浮肿。

很多女性在孕前并不习惯左侧睡姿，更喜欢平躺或趴卧。但怀孕后不建议准妈妈再采取以前的睡眠姿势，最好从孕早期就开始训练左侧卧睡。左侧卧睡既能提高准妈妈的睡眠质量，又能促进胎儿的成长发育。

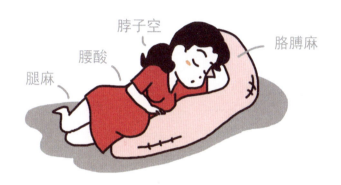

03 适当运动好处多，促进胎儿发育，舒缓妈妈情绪

胚胎在孕中期已经形成，这个时候的胎儿比较稳定，准妈妈的身形也不算笨拙，可以在此时进行适量的运动。适量的运动既有利于胎儿发育，也能舒缓准妈妈的情绪。

准妈妈在孕中期可以进行以下几项运动。

① 游泳：游泳可以锻炼全身肌肉，促进血液流通，有助于胎儿神经系统的发育。同时，孕中期游泳还可以改善准妈妈的情绪，减少妊娠反应。但在游泳时要注意周围环境，尽量找人少、水池干净的泳池，避免人多造成危险。

② 散步：散步不仅可以促进肠胃蠕动，还能增加准妈妈的耐力，有助于其自然分娩。但散步宜采用低强度漫步的形式，每天一次，每次 30 分钟左右，步行的速度和时间要循序渐进。同时，散步要选择宜人的环境，比如花园或树林。

③ 运动体操：运动体操可以锻炼准妈妈的肌肉和关节，缓解其压力，预防肥胖，有利于顺产。

准妈妈一定要根据自己的情况来选择适当的运动,不要勉强运动或进行高强度运动。一定要在医生的建议下进行,也可以请专业人士帮忙。此外,对于孕前不常运动的准妈妈,可以在孕中期选择一些轻微的活动,比如散步等。

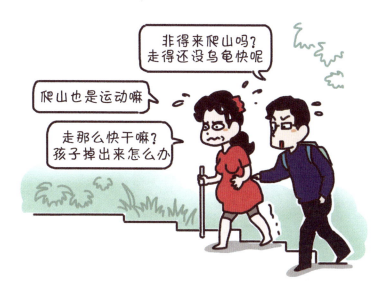

04. 为爱加温，夫妻可以进行适当的性生活

怀孕中期，准妈妈的胎盘已经形成，妊娠较稳定，早孕的反应也有所缓解，性器官的分泌物增多，是性欲较为高涨的时期。也就是说在孕中期，准妈妈的身体情况和胎儿的发育都较为稳定，夫妻可以在此阶段进行适当的性生活。

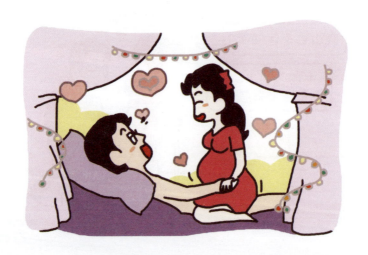

① 夫妻同房一方面可以促进夫妻生活和谐，有助于夫妻双方舒缓情绪；另一方面男性精液中的精液胞浆素具有抗菌功能，可以起到清洁和保护女性阴道的作用。而且，性生活愉悦的准妈妈生育的宝宝的反应更加敏捷，更利于宝宝的成长发育。

② 孕中期可以同房，但是不可过度。过度的性生活不仅会增加准妈妈的负担，同时也会使其疲劳感剧增。同房频率以每周1~2次为宜。

③ 只要准妈妈在孕中期一切正常，便可以尝试同房。封在子宫颈处稠厚的黏液栓能够帮助准妈妈抵御感染，羊膜囊和子宫强健的肌肉同样也会保护准妈妈腹中的胎儿。

虽然孕中期可以同房，但准妈妈也要根据自己的实际情况，在医生的建议和指导下进行。有的准妈妈经历过早产并接受过治疗，或者在孕期出现过如子宫颈缩短或扩张、羊水流出、胎盘前置、阴道出血、流产等情况，则不建议在孕中期同房。为了保证夫妻同房的健康安全，一定要先咨询医生，确认安全后再进行同房。

05 糖筛检查要重视，妊娠糖尿病影响母子安康

糖筛全称"妊娠期糖尿病筛查"，是检查准妈妈是否患有妊娠期糖尿病所必须进行的一项检查，一般在孕 24~28 周通过采血进行检测。妊娠期糖尿病不利于准妈妈的身体健康和胎儿的成长发育。因此，糖筛检查是极为重要的，准妈妈必须要重视。

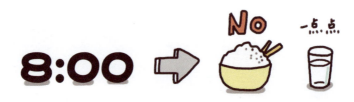

准妈妈在进行糖筛检查时有以下事项需要注意。

① 在糖筛检查前两周，准妈妈就要开始减少主食、含糖较多的食物、高油脂食物的摄入。多食用新鲜的蔬菜、水果，饮食清淡，多喝水并进行适当运动可增加准妈妈体内糖分的消耗。特别是在检测前一天的晚上 8 点之后，准妈妈尽量少进食或者不进食主食，水也要少喝。

② 进行糖筛检查时，准妈妈需要注意在喝糖水时速度不要太快、也不要太慢，3~5 分钟内喝完即可。此外，准妈妈在喝完后要进行适度运动，将体内的糖分消耗掉，以喝糖水 1 小时后抽血检验的标准来确定运动时间。

③ 准妈妈不要认为自己平时很注意饮食，就疏忽大意不去检查。妊娠糖尿病对于准妈妈和胎儿的危害是很大的。一定要及时到医院进行糖筛的检查，若发现存在妊娠糖尿病的问题，应积极配合医生进行治疗，降低对母子的危害。

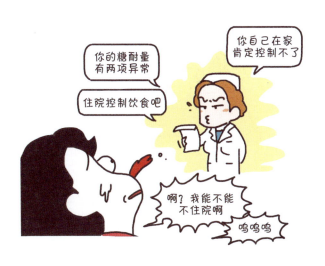

二、准妈妈的"感应器"——胎儿的胎动

01. 感觉肚子里有动静,等待胎动的出现

进入孕中期后,胎儿的发育呈稳定状态并开始出现胎动。一般情况下,准妈妈会在怀孕 4 个月时开始第一次感受到胎动,但幅度较小,比较明显的胎动会出现在怀孕 5 个月左右。如果胎动没能按时到来,准妈妈也不用过于担心,有些胎儿可能太小或者虽运动了但幅度太小无法被准妈妈感知。准妈妈只要及时去医院检查,经医生检查确认没有问题,就可以放下包袱,等待胎儿胎动的出现。

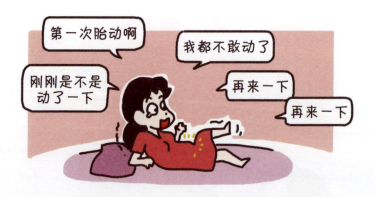

胎动分为生理性胎动和病理性胎动。生理性胎动是胎儿受到生理性刺激而出现胎动频繁的情况,是一种正常现象。当准妈妈活动或受到刺激时,胎儿的胎动会更加明显。准妈妈进食、洗澡、睡觉、听音乐、对

着肚子说话……这些行为都会刺激胎儿，使胎动明显。病理性胎动是胎儿受到疾病等因素的影响而出现胎动频繁的情况。如，当胎儿缺氧时会烦躁不安，造成胎动次数增加。

　　胎动可以作为准妈妈进行胎儿健康发育的检测指标。胎动的次数多少、快慢、强弱等都能在一定程度上反映胎儿是否健康安全。一般情况下，胎动次数每小时 3~5 次，如果胎动次数超过每小时 10 次，则视为胎动频繁。造成胎动频繁的原因可能是生理性胎动次数增多，也可能受病理性胎动的影响。因此，准妈妈一旦出现胎动异常就要及时就医检查，预防危险情况的发生。

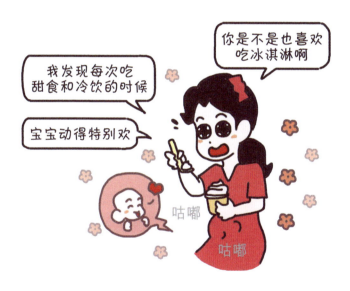

02 宜动不宜静，观察胎动警惕胎停

胎停不是一种疾病，而是指胚胎发育到一个阶段发生死亡而停止继续发育的现象。造成胎停的原因很多，如生殖内分泌不足，满足不了胚胎需要或者子宫内壁太薄或太厚而影响着床等。准妈妈在孕中期出现胎停主要表现在胎动减少、腹痛突增和羊水量超过正常值。

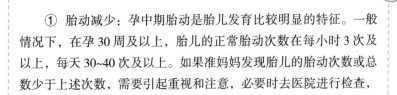

① 胎动减少：孕中期胎动是胎儿发育比较明显的特征。一般情况下，在孕 30 周及以上，胎儿的正常胎动次数在每小时 3 次及以上，每天 30~40 次及以上。如果准妈妈发现胎儿的胎动次数或总数少于上述次数，需要引起重视和注意，必要时去医院进行检查，确保胎儿安全。

② 腹痛突增：随着子宫的增大准妈妈会出现轻微的腹痛感，这很正常。但如果发现腹痛极为严重，甚至是突如其来的痉挛性的腹痛就极为不正常，需要及时就医，切不可疏忽大意。

③ 羊水量过多或过少：相对于正常值，羊水量过多或过少都是一个巨大的警示。羊水量作为胎儿生存的要素之一，任何异常情况的出现都可能伴随着一定的危险。因此，在检查过程中发现羊水减少或增多时，准妈妈一定要提高警觉，积极配合医生进行干预。

孕育宝宝的过程危险重重，准妈妈要按时产检，保持警觉性，千万不要粗心大意。

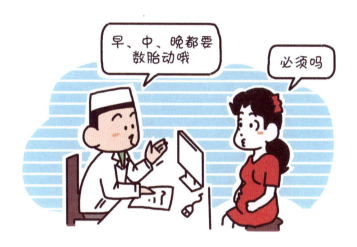

03 孕中期胎教,促进胎儿发育

在孕中期胎儿的发育比较稳定,身体各器官都已成形,条件反射也开始产生。此时,给予胎儿更多的良性刺激可以促进其成长发育,完善其功能。因此,准妈妈在此阶段可以进行相应的胎教来发掘胎儿潜能。

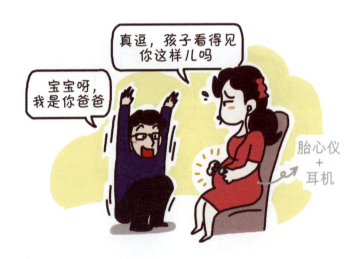

① 完善和发展胎儿的听觉功能。准妈妈可以选择播放音乐或说话的方式来促进胎儿神经系统的发育。当准妈妈觉察到胎动时，就可以播放轻缓的音乐来刺激胎儿的听觉神经系统，每日 1~2 次，时长 10~15 分钟。随着胎儿听觉功能的建立，大约在孕 20 周时，准妈妈可以通过说话的方式进行胎教。这不仅能增强母子间的交流，同时准妈妈胸腔的震动也能促进胎儿听觉功能的发展。

② 完善胎儿的触觉功能。准妈妈可以用双手反复抚摸腹部。在抚摸的过程中，带给胎儿良好的触觉刺激，同时促进胎儿大脑的协调发展。

③ 完善胎儿的条件反射。准妈妈在孕 24 周左右可以进行适当的腹部放松练习。这既可以增强胎儿肢体肌肉的力量，也可以促进胎儿条件反射的建立。

④ 完善胎儿的视觉功能。准妈妈在孕 24 周开始可以每天定时在胎儿胎动时用手电筒的弱光（不可使用强光）作为光源，照射腹壁胎头方向，每次 5 分钟左右，结束前可以持续关闭、开启手电筒数次，但照射时间不能过长。

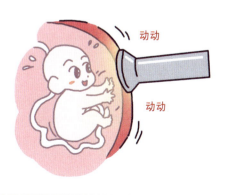

三、准妈妈的"体温计"——孕中期的身体变化

01. 准妈妈的身体变化

相比于孕早期,进入孕中期的准妈妈发生了较大的变化,主要体现在以下几方面。

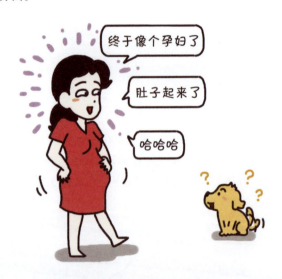

① 准妈妈的身体重心随着胎儿的生长而发生变化,导致其脊柱向前倾斜,出现腰酸背痛的现象。这种情况很正常,只要准妈妈多注意休息,不要干过重的体力活,腰酸背痛的症状就可以得到适度缓解。

② 准妈妈的身形会出现很多改变，如体重上升、乳房变大、腹部随着胎儿成长开始变大。此时的准妈妈出现显怀的现象，行动也越来越不便了。

③ 准妈妈可能会出现妊娠过程中的并发症贫血，如缺铁性贫血。因此在饮食的过程中要注意补充微量元素铁，多食用一些含铁量较高的食物，比如动物肝脏、瘦肉等。

④ 尿频加剧。一方面，胎儿变大会压迫到准妈妈的膀胱，导致其膀胱储尿量减少；另一方面，胎儿的新陈代谢产物也要通过准妈妈的肾脏排出，无形中增加了准妈妈的肾脏负担，导致其排尿频繁。这都属于正常情况，准妈妈无须担心，待分娩结束后即可恢复正常。

⑤ 胎儿的胎动较为明显，大部分准妈妈都能够在此阶段有所感受。而且从孕中期开始，胎儿的听力也已经开始发育，准妈妈可以时常与其对话来促进其机能的发展。

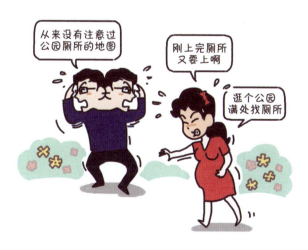

02 科学护理准妈妈,规避风险健康孕育

为了让准妈妈更舒适、健康地度过孕中期,可以采用以下方式进行护理。

① 进入孕中期后,孕激素分泌刺激乳房,使其分泌物增多。为了保持清洁,准妈妈可以轻轻擦洗乳房,在睡前或浴后可以适当地按摩乳房,为产后哺乳做准备。

② 随着胎儿的成长,准妈妈在孕中期的体形变化很大。为了健康舒适和安全,选择的衣服和胸罩要适合身形,以宽松的棉质衣服为宜。鞋子也尽量选择低跟鞋,保证准妈妈的安全。

③ 准妈妈需要在孕中期摄入大量的营养来满足胎儿的成长发育,因此更要注意饮食平衡,避免营养补充过多造成妊娠糖尿病等不良后果。

④ 准妈妈也要注意日常护理。如,养成良好的生活习惯,合理作息并保证充足的睡眠。注意保暖,避免感冒,特别是在天气多变的季节,要随时增减衣服,不可疏忽大意。

⑤ 随着准妈妈体重增加,身形越发笨拙,其行动会有诸多不便,并且反应较慢。因此,一旦遇到紧急突发事件,准妈妈往往不能及时做出反应。如,准妈妈在过马路时遇到车速过快的汽车,就可能

因为不能及时闪躲而造成悲剧。因此,家人特别是丈夫要时刻关注准妈妈的安全,外出时要陪同准妈妈,不要让其单独出门。

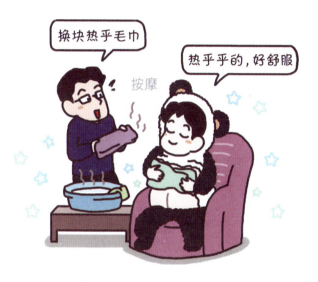

03 预防妊娠纹出现,从孕中期开始

腹部的皮肤纤维和腹部肌肉随着子宫的增大而被抻长,从而失去弹性。当这些纤维组织的拉伸长度超过一定的范围时就出现了断裂的情况。这些断裂的皮肤弹性纤维被称为妊娠纹。有的妊娠纹在准妈妈分娩结束后会随着时间慢慢褪色,但大部分的妊娠纹往往不能自然消除。即使消除,其速度也是比较缓慢的。较为严重的妊娠纹还会出现永不褪色的情况。因此,为了避免妊娠纹长期存在,准妈妈在孕中期就要开始有意识地保养和预防妊娠纹的出现。

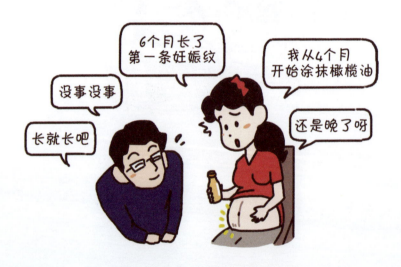

① 准妈妈可以从孕初期就涂抹防妊娠纹霜。在浴后或睡前，将防妊娠纹霜涂抹在腹部、胸部、腰侧、腰后、大腿内外侧、腹股沟、臀部和臀部下方等容易生成妊娠纹的地方。在涂抹的同时进行按摩。此时准爸爸可以协助准妈妈进行。先将双手搓热，然后以顺时针方向围绕相应部位进行按摩，重复 3~5 次，时间为 10~15 分钟。

② 准妈妈还可以通过调节饮食的方式预防妊娠纹的出现。少食甜食，多食用富含胶原蛋白和维生素的食物，如鱼类、猪蹄、牛奶、鸡蛋等。这些食物不仅可以增强准妈妈的免疫力，还有助于皮肤光滑亮泽，在一定程度上预防妊娠纹的出现。

妊娠纹的出现的确有损女人的美丽，但因此而焦虑也不利于妊娠纹的修复。所以，准妈妈应保持一个良好的心态积极应对。

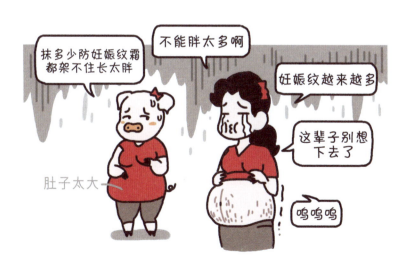

四、准妈妈的"舒心散"——孕中期常见症状

01. 孕中期见红不要慌,及时就医规避风险

准妈妈在孕中期会有少量的出血症状,出血的颜色为褐色,并且伴有一定的腹部下坠感,但一般不会感到强烈的宫缩,也不会有明显的疼痛感,这属于正常情况。准妈妈不要太紧张,多休息,注意饮食即可。但是如果出血的颜色为鲜红色,并且流量较多,伴有腹部疼痛,准妈妈就要及时就医。

准妈妈在孕中期可以采用以下方式应对孕期见红。

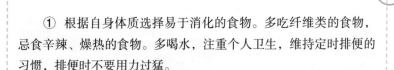

① 根据自身体质选择易于消化的食物。多吃纤维类的食物,忌食辛辣、燥热的食物。多喝水,注重个人卫生,维持定时排便的习惯,排便时不要用力过猛。

② 保持心情舒畅,避免各种情绪刺激,可以采用听音乐或运动的方式来缓解紧张、烦闷的情绪。

③ 按时进行产前检查。在怀孕 7 个月之前,准妈妈可以每个月检查一次,怀孕 7 个月以后每 2~3 周检查一次。临近预产期,可以每周检查一次,以了解胎位是否正常和是否出现妊娠并发症等。

④ 在专业人士的指导下进行适当的运动,如散步、健身操等。准妈妈在锻炼前尽量吃一些清淡的食物,运动时穿宽松的衣服,听轻松的音乐。

⑤ 在必要的情况下,可以在医生的指导下服用保胎药物。此外,一旦发现身体异常,准妈妈要及时就医,做到早发现、早治疗,避免危险的发生。

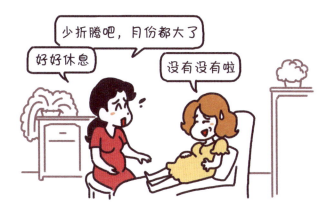

02 便秘真恼人，小小妙招来帮忙

很多准妈妈在孕中期会受到便秘的困扰，导致情绪低落。便秘分为功能性便秘和器质性便秘。准妈妈在孕中期出现的便秘多以功能性便秘为主。原因主要包括但不限于缺乏排便动力、结肠痉挛、进食太少、缺乏水分、缺少膳食纤维、直肠排便反射迟钝或消失、无定时解大便的习惯等。

准妈妈可以采用以下方式来缓解孕中期出现的功能性便秘。

① 定时排便，最好在晨起或早餐后如厕。因为在早餐后，结肠推进动作较为活跃，易于启动排便。因此，准妈妈可以早餐后1小时开始排便。

② 不要忽视便意，也无须强忍不便。蹲厕时间不要过长。蹲厕时间过长不仅使腹压升高，还给下肢血液回流带来困难。

③ 为了保证会阴干净和避免腹压增加，准妈妈最好采用坐厕排便，便后用免蹲洗臀盆清洗会阴部和肛门。

④ 进行适当的活动。多活动可增强胃肠蠕动，提高睡眠质量，舒缓抑郁情绪，有利于缓解便秘。

⑤ 禁止食用辛辣食物，多吃膳食纤维含量高的食物，如苹果、萝卜、香蕉等。多喝水，让体内水分充足，每天至少喝1000毫升水。

⑥ 排便时要保持心态放松，即使未排出也不要紧张，否则会加重便秘。如果便秘仍旧无法减轻，准妈妈应立即就医，遵医嘱服用通便药物。

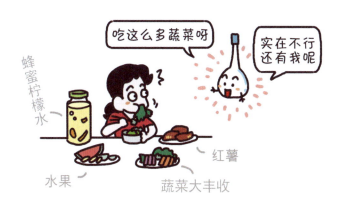

03. 孕中期腹痛很常见,积极应对不慌张

准妈妈在孕中期出现的腹痛包括生理性腹痛和病理性腹痛。生理性腹痛是一种较为常见的现象,原因主要有两点。

① 在怀孕 4 个月左右,准妈妈的子宫会快速增大,腹部的皮肤会因此而出现绷紧现象。准妈妈只要有轻微的运动就会感觉到被牵引的疼痛。

② 准妈妈因为子宫增大而出现肋骨的钝痛,从而产生腹痛感。生理性腹痛属于怀孕后正常的生理反应,不需要特殊治疗,要注意休息,也可通过左侧卧的睡姿来缓解疼痛。而病理性腹痛则不然,需要准妈妈多加关注。一旦出现腹部疼痛并伴有胸闷、气短、胸痛、胃部返酸、打嗝等症状,需要及时就医。

准妈妈可以采用以下方式来缓解孕中期腹痛。

① 准妈妈一旦感觉到腰部酸痛、腹部下坠、腹部沉重等异常情况时,就要立刻停止活动。此时,准妈妈要留心观察,注意休息,如果仍未缓解就要及时就医。

② 准妈妈在日常饮食上要注意少食多餐，少吃太甜、太辣、太黏的食物。

③ 准妈妈在饭后不宜平卧在床上，枕头不要太低，尽量少弯腰以减轻胃部返酸，保持大便通畅。如果发现有胃部返流状况，准妈妈可设法将上半身抬高。

④ 准妈妈感到腹痛时如果伴有阴道咖啡样褐色的血液流出，需及时就医，切不可疏忽大意，根据医嘱进行保胎治疗。

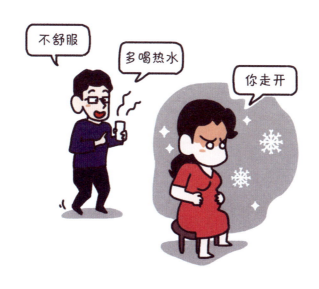

04 孕中期贫血,如何"满血复活"

准妈妈在孕中期出现贫血也是比较常见的情况。因准妈妈在孕中期对营养的需求比较大,其营养补充若达不到需求供给就会造成贫血。孕中期的胎儿也是一样,吸收的营养物质满足不了自身发育就容易出现贫血。准妈妈可以采用以下方式预防孕中期贫血。

① 在孕中期,准妈妈需要供给胎儿成长发育所需的大量的营养物质。胎儿为了满足自身需求,会从母体吸收更多的营养而导致母体贫血。因此,一旦此时期出现贫血,就是提示准妈妈需要补充更多的营养素,特别是补充铁。准妈妈可以多食用一些含铁元素比较丰富的食物,如动物内脏等。

② 如果贫血较为严重时,简单的食补已经达不到效果,准妈妈可以在医生的建议下服用一些药物来缓解贫血症状,如服用一些维生素营养剂等。

③ 有的准妈妈贫血严重,持续时间较长,会影响胎儿发育甚至造成流产。面对这种情况,准妈妈要及时就医,切不可听之任之。在医生的指导下采用合适的治疗方法进行干预,如输送血液,进行血液补充。

在孕中期，只要准妈妈营养补充不足就会在一定程度上影响身体状态，出现贫血。准妈妈在这个过程中要按时产检并听从医生的建议，补充所需营养物质。即便出现贫血，准妈妈也不要过于担心，只要做到早了解、早预防、早发现、早解决，就可安然无恙。

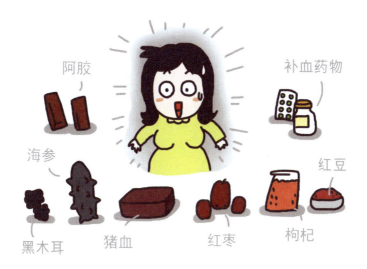

05 预防血糖偏高,吃得饱不如吃得好

进入孕中期后,大部分准妈妈的早孕反应消失,食欲大增。而处在孕中期的胎儿也同样需要更多的营养物质来满足成长需求。因此,准妈妈在自身和胎儿的双重需求下,开始在孕中期大量补充营养物质,其体重也随着营养物质的吸收而增加。

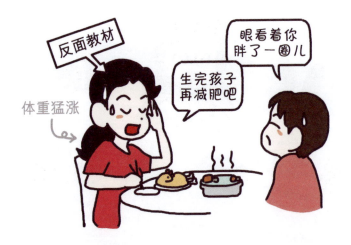

为了避免妊娠糖尿病的发生,准妈妈在孕中期的饮食要注意以下几方面。

① 孕中期的胎儿主要通过吸收准妈妈从食物中获取的营养物质得到发育。因此，准妈妈在孕中期要摄入足够多的蛋白质、脂肪、维生素、微量元素等，来满足胎儿的成长需求，同时这些营养素的补充也成为其产后哺乳的营养储备。例如，补充优质蛋白质可以促进产后乳汁分泌，而铁和钙等微量元素的补充能促进胎儿骨骼的发育。这些营养素大多数都可以从日常饮食中获得。准妈妈可以多食用富含这些营养素的食物。

② 准妈妈在孕中期的饮食还要以清淡为主，减少盐的摄入，不要吃咸菜等盐分高的食物。

③ 为了防止体内脂肪增长太多，准妈妈在孕中期不宜多吃动物肝脏，避免进食过多油炸、油腻的食物或者糖分较高的甜食。

④ 为了避免一次进食过多而不消化，出现胃部胀气的情况，准妈妈可以采用多餐的方式进食，即每天分 4~5 次吃饭。如果胃胀的情况一直不能缓解，准妈妈可以在医生的指导下服用酵母片，来提高消化功能。

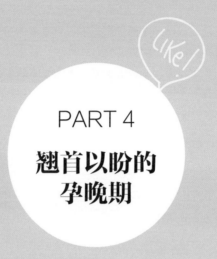

PART 4
翘首以盼的孕晚期

经历了孕早期的早孕反应和孕中期身心变化的准妈妈此时进入到下一个阶段——孕晚期。孕晚期是指孕28周到孕40周的这段时间。准妈妈在孕晚期又要面临哪些的挑战呢?

第一节
了解孕晚期孕育常识，保障宝宝安全

一、准妈妈须知的孕育常识

01　临产前，需重视常规检查和特殊检查

案例　34岁的小晴怀了第二胎，预产期前一周，她的肚子没有什么动静，因为之前生过宝宝就没怎么在意。直到5天后，肚子彻底没了动静，小晴慌忙去医院检查，发现胎儿已经没有心跳了。医生询问小晴后得知，小晴认为自己生过宝宝，没有什么大事，所以在孕期，特别是孕晚期很少做产检，没能发现问题，及时干预，这才导致了悲剧的发生。

孕晚期产检是指准妈妈在怀孕最后阶段进行的一系列检查，包括体重、血压、宫高、腹围、浮肿检查、胎心听诊、尿常规、血常规、骨盆内诊、心电图、B超检查、胎儿监护等。这些检查有助于准妈妈和医生及时了解母子的情况。

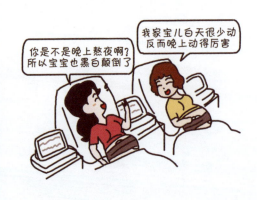

① 准妈妈在孕 32 周时应保证每两周产检一次。随着产期的临近，进入孕 36 周以后的产检频率需要保证每周 1 次。越临近生产，准妈妈越要多加注意，增加产检频率。如果在此期间准妈妈有什么不适感，一定要及时去医院检查，切不可疏忽大意。

② 在孕晚期，准妈妈要进行的最重要的产检项目是胎心监护。胎儿的身形在孕晚期比较大，很容易出现脐带绕颈或者其他危险情况。因此，准妈妈一定要随时注意胎儿的心率，避免出现不良后果。

③ 医生通过胎位检查告知准妈妈胎儿是头位还是臀位，或者其他异常胎位。通过胎位确认，医生能够确定准妈妈应采取自然分娩，还是借助手术分娩。

④ 准妈妈在孕晚期还要进行骨盆检查。准妈妈骨盆的大小、形态和长短直接关系到准妈妈能否顺利分娩。医生会根据检查结果进行合理判断。

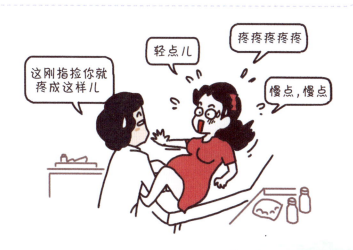

02 孕晚期睡眠"苦泪史",适当方式缓解睡眠问题

大部分准妈妈进入孕晚期后都会出现入睡困难的情况,这很正常。随着胎儿越来越大,准妈妈的肚子也逐渐增大,身体负担加重,不适感增强,胎动越发明显。准妈妈在这些因素的影响下会出现睡眠质量下降、入睡困难等情况。

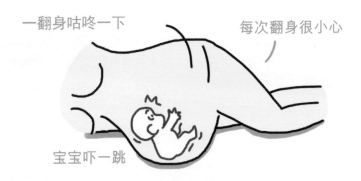

准妈妈如果睡眠持续不佳,既会影响胎儿发育,也不利于准妈妈的精神状态良好。因此,可以采用以下方式改善孕晚期的睡眠情况。

① 创造良好的睡眠环境。适宜的室内温度更利于准妈妈入睡。室内温度在 17~23℃之间为宜，这样既不热也不冷，准妈妈在这样的环境中较为舒适。此外，为了保证室内空气清新，准妈妈可以在室内使用空气净化器，对室内空气进行净化和消毒。

② 准备舒适的床垫。过于柔软的床垫并不合适准妈妈使用。最好准备棕床垫或硬板床上铺 9 厘米厚的棉垫。枕头尽量选择较为松软、高低适宜的。准妈妈也可以咨询医生的建议选购适合自己使用的床品。

③ 保证良好的睡眠姿势。准妈妈的睡眠姿势也在一定程度上影响其睡眠质量。仰卧时增大的子宫会压迫准妈妈的腹主动脉，影响子宫的供血和胎儿发育，所以尽量不要仰卧。准妈妈的最佳睡眠姿势是左侧卧姿势。

④ 为了更好地入睡，准妈妈可以在双腿之间放一个枕头来承托下半身，给身体一个支点。

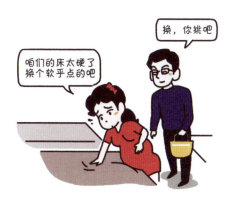

03 孕晚期饮食"对症下药"

吃得好不如吃得对,孕晚期饮食的注意事项很多。

① 合理搭配、平衡饮食不仅可以促进胎儿发育,准妈妈也可以通过食物来缓解其在孕晚期的身体不适。例如,水肿是准妈妈孕晚期常见的情况,准妈妈在饮食上可以多食用一些萝卜、冬瓜等食物来缓解水肿症状。

② 饮食结构以维生素、蛋白质和矿物质等食物为主。这些营养物质可以促进胎儿的发育,帮助胎儿更好地成长,有助于其神经系统的完善。如多食用鸡肉、鱼肉等,同时多吃一些含碘的食物,如海带、鱿鱼等。

③ 避免吃腌制、寒凉的食物,这类食物对于子宫有很大的刺激作用。

④ 准妈妈切不可因为怕胎儿发育不良而食用大补的食物,如人参、鹿茸等,这不利于胎儿发育和准妈妈健康。

⑤ 准妈妈在孕晚期宜多食用富含矿物质的食物,不仅有利于胎儿发育,同时也可以促进准妈妈分娩。

⑥ 为了增加皮肤弹性,准妈妈可以多食用一些含有胶原蛋白的食物。

⑦ 临产前的饮食对于准妈妈来说也十分重要。分娩本身就是一件耗费体力的事情。因此，准妈妈要重视能量的供给，在饮食上要进行相应的营养补充，在医生的指导下合理饮食，保证分娩的顺利进行。

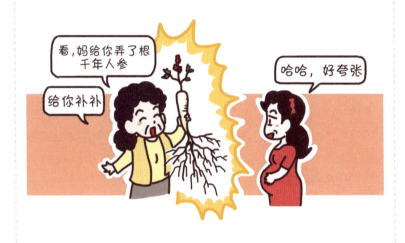

04 孕晚期补钙，针对性地补充钙质

大部分准妈妈在孕晚期补钙时，一方面担心钙质不足会造成胎儿发育不良，另一方面又担心补钙过多会造成胎儿骨头硬化，进而影响准妈妈分娩。

对担心补钙会使胎儿骨头硬化而影响生产的准妈妈说明一下：这种现象发生的概率并不大。但如何科学地补钙，准妈妈应该知晓。

① 进入孕晚期后，胎儿发育需要很多钙质，特别是胎儿的骨骼发育。为了保证胎儿骨骼的正常钙化，准妈妈要在医生的指导下摄入一定量的钙质。

② 准妈妈补充钙质要循序渐进，切不可一次补充大量钙质，这不利于吸收。若一次喝完 500 毫升牛奶，获得的钙质远远少于分几次喝完 500 毫升牛奶获得的钙质。

③ 准妈妈可以多去室外晒太阳，这也是补充钙质的好方法。准妈妈在阳光充足的室外活动半个小时就可以合成体内需要的维生素 D。

④ 很多准妈妈会在孕晚期吃一些钙片或维生素 D 等进行补钙，这也是一种方式。但是药物补钙一定要在医生的指导下进行，按照医生的要求服用，切不可过量。

⑤ 补钙也不是越多越好,如果钙质过量,会引起钙质沉淀在胎盘血壁中,引起胎盘老化、钙化等现象,导致羊水分泌过少,造成胎儿无法从准妈妈体内吸收充分的营养和氧气,影响胎儿健康,甚至危及生命。

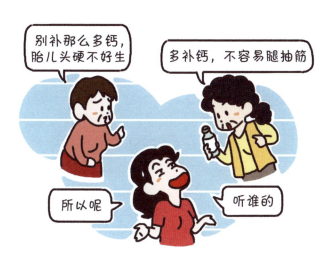

05 孕晚期运动，科学有效

准妈妈在孕晚期进行运动好处多多，既可以促进食欲，又有助于分娩。

准妈妈可以采用以下方式进行运动。

① 做舒展体操。准妈妈可以通过活动肢体进行适当放松，较常见的有抬腿运动、盆骨运动、腰部运动等，每种运动都有一定的要求。准妈妈可以请专业人士进行指导，但要根据自己的实际情况和专业人士的建议进行选择，切不可自行决定，以免造成危险。

② 如果担心不好掌握舒展体操的动作幅度或者害怕运动时发生危险，准妈妈可以采用散步的方式进行运动。散步可以提高准妈妈的耐力，对于分娩有很大的帮助。散步时注意时间不要过长，每天 30 分钟左右即可，在较安全的环境下进行。

③ 准妈妈也可根据自己的情况选择一些适合自己的有氧运动，但要在咨询医生后进行。对于有些不适合运动的准妈妈一定要听从医生的建议，不要随意运动，以免造成危险。

④ 准妈妈在孕晚期运动的最大好处是可以为顺产做好准备，一方面锻炼体力，另一方面可以增加阴道肌肉的柔软度，进而促进顺产。

⑤ 准妈妈运动时一定要有家人陪同。此时，准妈妈的身形已经较为臃肿，为了防止出现危险，准妈妈不宜独自进行运动。

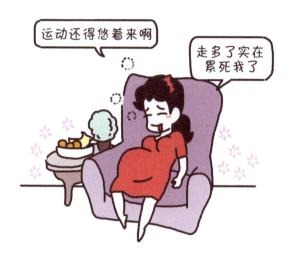

06 孕晚期用药禁忌，避免孕育风险

刘小姐在预产期前一周患上了重感冒，吃了医生开的感冒药，但症状并未缓解，随后又到诊所开了些感冒药，连续吃了5天之后回医院产检，发现自己的羊水量突然减少，且胎儿心跳不稳定。最后为了胎儿健康，刘小姐只能采取剖宫产的方式进行分娩。婴儿一出生就出现呼吸困难、血氧浓度低等状况，这都是因为孕晚期准妈妈吃药不谨慎造成的。

孕晚期用药不但影响到准妈妈分娩，更可能会危及尚未出世的宝宝。所以，准妈妈们一定要对孕晚期用药规则有所了解，不要因为用药不当而造成不可挽回的悲剧。

① 准妈妈用药必须在妇产科医生的指导下服用。在服药方面，遇到可用可不用的药物时尽量少用，能不用药物尽量不用。

② 当遇到严重感染等疾病时，准妈妈要在医生的建议下适当地使用抗生素，否则尽量不用。在抗生素类药物中，青霉素类、头孢菌素类、红霉素和林可霉素等比较安全，但也需要征询医生的建议后再决定是否服用。

③ 必须用药时，准妈妈要选择对胎儿无害的药物，同时按照医生指导严格掌握剂量、持续时间，合理用药。

④ 对于中药，禁忌服用活血破气、滑利攻下、芳香渗透、大热有毒的药物。对于西药，禁忌服用激素类药物、各种镇吐药、解热镇痛药、部分抗生素类药、抗肿瘤药等。服用药物一定要遵照医嘱，不可自行决定。

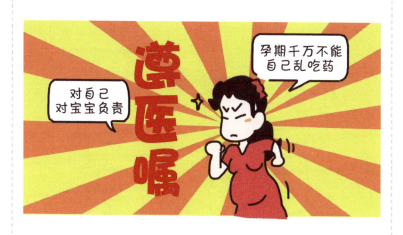

07　有一种"炫富"是母乳喂养

进入孕晚期后，除了胎儿的健康发育，准妈妈还要担心的是生产后的母乳喂养。做好哺乳前的准备对于产后母乳喂养有重要的作用。母乳喂养前的准备主要集中在营养补充、乳房健康等方面。准妈妈只要做好充足的准备，母乳喂养就会顺利进行。

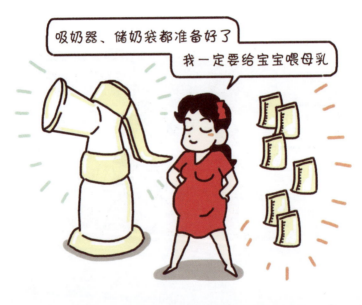

很多准妈妈都认为母乳喂养成功与否同乳汁分泌量多少有关，其实并不一定。乳汁分泌量多量少并不一定能提高母乳喂养的成功率。准妈妈只有提前做好母乳准备才有助于母乳喂养的成功。

① 母乳喂养成功的首要条件是准妈妈的乳房保健。一方面准妈妈要时时检查乳房，尤其是乳头形状是否有缺陷。另一方面，准妈妈可以通过对乳头进行按摩来促进乳房的血液循环及流通，并且为了使乳房舒适，减少衣物对乳房的摩擦，准妈妈应穿戴柔软的棉质文胸。

② 营养补充是母乳喂养成功的必要条件。提前补充营养物质才能为乳腺发育和分泌乳汁做好充分的物质准备。因此，准妈妈在孕晚期可以多食用富含蛋白质的食物，如豆制品、肉类等。

有的准妈妈在宝宝出生后会出现无法分泌乳汁或乳汁不足的现象，除了先天因素外，没有进行母乳喂养的准备也是因素之一。只有了解母乳喂养的相关知识并做好充足的准备，才有助于产后哺乳成功。准爸爸在这个过程中也要积极参与进来，一同进行母乳喂养的前期准备。

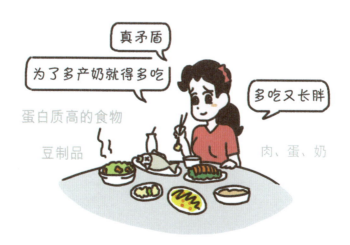

08. 确定分娩方式,遵从医生建议

进入孕晚期,准妈妈与宝宝相见的日子越来越近。在激动的时刻来临前,选择何种分娩方式也是需要准妈妈提前了解的。

分娩方式主要包括自然分娩和剖宫产。一般来说,自然分娩是较为理想的分娩方式。准妈妈进行自然分娩时,通过子宫阵发的有力的节律收缩可以帮助胎儿的肺部得到锻炼,促进其神经系统的发育,并且采用自然分娩的准妈妈产后恢复也会更快。虽然从宝宝发育和准妈妈恢复的角度来说,自然分娩是准妈妈最好的选择,但是受到孕妇体重、年龄、健康状况等多种因素的影响,需要多方面考虑。如果不具备自然分娩的条件不可强求,而应选择剖宫产。剖宫产比较适合骨盆窄小、胎盘异常、产道异常或有早产征兆的准妈妈。这类准妈妈选择自然分娩的话存在很大的危险,需要采用剖宫产的方式进行分娩。

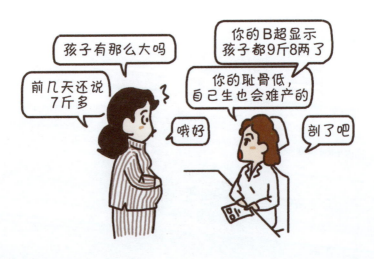

自然分娩可分为水中分娩和无痛分娩。无痛分娩是采用各种医学设施使产痛减轻或消失的分娩方式。水中分娩是指通过水的浮力作用使身体及腿部肌肉放松，利于宫颈扩张，可以减轻分娩痛苦。

采用何种分娩方式应该根据准妈妈的实际情况，并且在医生的指导下进行合理选择。以安全、健康为准则，准妈妈切不可逞强，坚持己见。

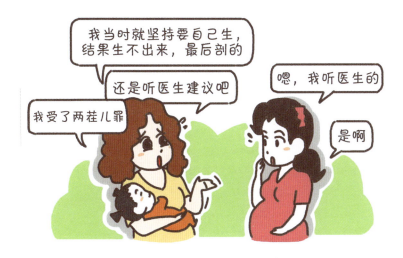

二、"别出心裁"的胎动

01. 别具一格的孕晚期胎动

陈女士去医院进行住院生产,护士对其进行常规胎心监测时未测到胎儿胎动,随即联系医生并做了彩超检查,结果显示胎儿已经胎死腹中。陈女士及其家人万分悲痛,经询问得知,前一天晚上,陈女士已经感觉到胎动明显减少,但是没有重视,导致了这场悲剧发生。

如果平时胎动比较频繁的胎儿突然不动了,特别是在孕晚期的时候,就需要引起准妈妈的重视,应及时去医院检查。每个准妈妈的体质不同,其胎儿胎动的次数和幅度也有很大差异,没有一个特别统一的标准。准妈妈可以从孕 28 周开始数胎动。方法如下。

① 每天数 3 次,每次数 1 小时。准妈妈可以从早、中、晚各选择一个固定的时间段来数胎动。如准妈妈坐下,把脚垫高,或左侧位躺下,把手放在肚子上,持续数胎动 1 小时。准妈妈在睡前将 3 次测得的胎动次数相加,然后再乘以 4,即可得出 12 小时的胎动次数。一般情况下,12 小时的胎动次数应在 30~40 次之间。

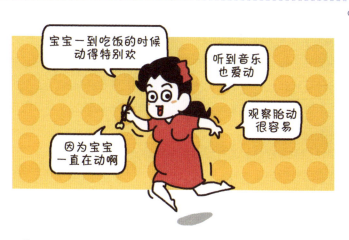

② 每天数1次，每次数1小时。准妈妈选择一天中胎儿胎动较活跃的一段时间，尽量每天都在同一时间数胎动。如准妈妈坐下，把脚垫高，或左侧位躺下，把手放在肚子上，持续数胎动1小时。一般情况下，准妈妈1个小时之内能感到的胎动次数在3次左右，有的胎儿比较活跃会达到5~6次，甚至更多。

一般情况下，在孕晚期，胎动以每小时至少3次为准，胎动次数在每天30次以表明其情况较为良好。胎动次数如果少于每天10次，准妈妈们则需要高度重视，应及时就医检查。

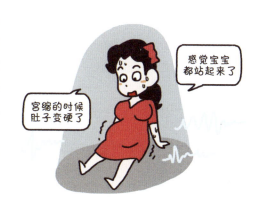

02 孕晚期胎教招式多，选择适合自己的

进入孕晚期，胎儿的各项机能和身体器官的发育已经趋于成熟，特别是神经细胞和大脑的发育日趋成熟。此时，进行科学的、规律的胎教，有利于宝宝神经系统的完善和各种机能的优化，促进宝宝智能的发展和性格的培养。

孕晚期时，准妈妈的身体因为胎儿的发育而越发笨拙，采用合适的胎教方式也是极为重要的。

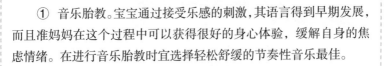

① 音乐胎教。宝宝通过接受乐感的刺激，其语言得到早期发展，而且准妈妈在这个过程中可以获得很好的身心体验，缓解自身的焦虑情绪。在进行音乐胎教时宜选择轻松舒缓的节奏性音乐最佳。

② 抚摸胎教是准妈妈跟宝宝沟通最好的方式，既可以增加母婴之间的情感连接，促进宝宝的大脑发育，还可在与宝宝沟通的过程中可以舒缓准妈妈的焦躁情绪。若在进行抚摸胎教时再配合一些话语效果更好。

③ 运动胎教对于孕晚期妈妈可能有些许不便，因为身体随着体重的增加而越发不便。但准妈妈可以每天进行10分钟左右的散步，只要强度适中就能很好地促进宝宝发育。

在这里要特别强调,准妈妈要根据自己的实际情况进行胎教方式的选择,切不可随意进行,造成不良后果。如有早产症状或者胎盘前置的准妈妈就不适合进行运动胎教,如果不加注意而进行就可能会产生危险。

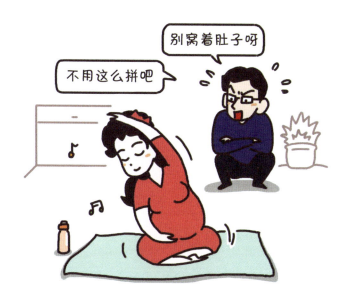

03 宫缩、胎动,别傻傻分不清

孕晚期宫缩和胎动在一定程度上会有相似感,导致很多准妈妈误以为宫缩是胎动,直到宫缩强度变大时才会引起注意。因此,准妈妈了解孕晚期宫缩与胎动的区别能够避免这种情况的出现。

子宫收缩和胎动的原理是不同的,所以相对而言是较易区别的。准妈妈可以从腹胀感觉、发生频率和发生部位等方面加以识别。

① 宫缩和胎动都会引起准妈妈腹胀的感觉。但是这两者引起的腹胀感觉是不同的。胎动是因为胎儿在子宫内羊水中运动碰撞子宫壁产生的,这种情况引起的腹胀是局部情况。但宫缩不同,宫缩是准妈妈的整个腹部都会有胀胀的感觉。

② 宫缩和胎动发生的频率也不同。一般情况下,胎动都是比较突然的,基本上都是一下一下地,不会带给准妈妈较大的不适感。而宫缩则不一样,宫缩的频率是循序渐进的,子宫逐渐变硬。在这个过程中,准妈妈会出现腹胀或者腹痛的感觉。

③ 宫缩和子宫还有一个明显的区别就是发生的部位不同。胎动可以出现在子宫的任何部位,没有固定的地方,准妈妈感到胎动的部位和胎儿在子宫中运动的部位是一致的。而宫缩则是发生在整个子宫,宫缩的出现更多的是一种分娩前的症状。

④ 宫缩和胎动的症状不同。只要准妈妈仔细辨识还是很容易

区分的。胎动主要是胎儿在子宫内撞击,间断性比较强。而宫缩不一样,它是连续性的运动,在分娩前更为频繁。

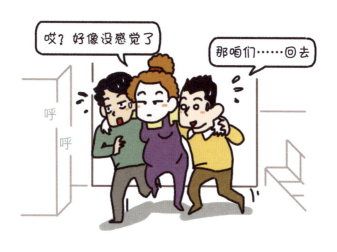

三、接踵而来的孕晚期症状

01. 胎儿入盆有早晚，提前了解有准备

胎儿入盆是指胎儿的头部顺利进入到准妈妈的骨盆腔中，准妈妈会产生尿频、下身坠痛、肚子靠下、宫高下降、痛经等感觉。一般情况下，胎儿入盆的时间会随着胎儿在子宫发育的情况而不同。有的准妈妈在孕33周左右就出现入盆情况，而有的则在分娩前夕才会出现入盆迹象。这都没有太大的问题，只要胎儿健康发育就可以了。

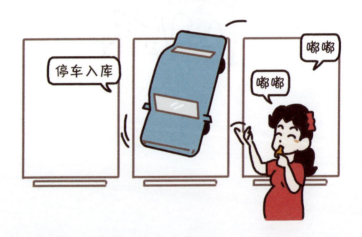

大部分生第一胎的准妈妈，80%~90%会在孕37周左右出现入盆迹象。但有的准妈妈因为胎儿头大、脐带绕颈、前置胎盘等原因而出现未能入盆的情况。面对这种情形，准妈妈也不用过于担心，可以通过适当运动来帮助胎儿入盆。

准妈妈可以采用以下两种运动形式来帮助胎儿入盆。一种是散步。散步不仅能够锻炼骨盆韧带，帮助准妈妈顺产，同时可以加快胎儿入盆。准妈妈可以每天早晚散步一次，每次约30分钟为宜。另一种运动形式为爬楼梯。爬楼梯可以充分锻炼准妈妈的腿部和臀部肌肉，能够有效地促进胎儿入盆进程，加速分娩进度。

适度运动对于胎儿入盆是有益处的，但准妈妈也要注意，必须事先征求医生的建议。比如有的准妈妈并不适合爬楼梯，就需在医生的指导下采用合适的方式进行。另外，喜欢散步的准妈妈可以选择一些环境优美的公园和小区进行，在一个舒适的环境中运动可能会达到事半功倍的效果。

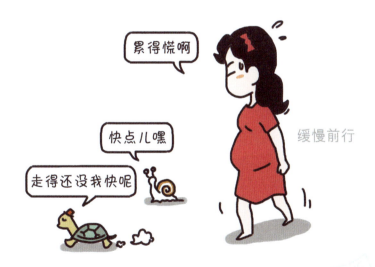

02 胎位不正别惊慌,小小妙招来帮忙

一般来说,胎位不正是指在妊娠30周后,胎儿在子宫内的位置异常,包括臀位、横位、枕后位、膝胸卧位等。其中较为常见的是臀位,大约3%的准妈妈都会出现此类胎位不正的情况。出现横位和臀位胎位的准妈妈最好选择剖宫产。除非是有过生产经验并且胎儿较小、骨盆较大的准妈妈,在医生的指导下,可以尝试阴道分娩。

总体来说,准妈妈进入到孕32周时,胎儿的姿势和位置就相对固定了。因此,若在32周体检出胎儿胎位不正的情况,基本上就可以确定。一旦诊断出胎位不正的情况要及时矫正。可以纠正胎儿胎位的时间在30~32周之间。如未矫正成功,准妈妈需在预产前1~2周住院待产,根据医生的建议来决定分娩方式。

在进行胎位矫正时需要多加注意,以膝胸卧位为例。准妈妈需要排空膀胱,松解腰带,在硬板床上俯撑,膝盖着床,臀部高举,大腿垂直于床,胸部要尽量接近床面。每天早晚各一次,时间持续大约15分钟,连续进行1周。此外,有的准妈妈使用针灸的方式来纠正胎位不正,主要是针对那些臀位、横位、斜位的准妈妈,但也要在医生的建议下进行。

在这里要特别强调,对于在孕32~34周仍未转向的胎儿,可能会进行外传胎位术,但这种操作会有一定的危险,会导致脐带缠绕或胎盘早剥的情况出现,准妈妈要谨慎选择,遵循医生的建议。

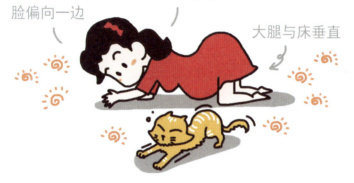

03 孕晚期身体疼痛，各种身体症状全驾到

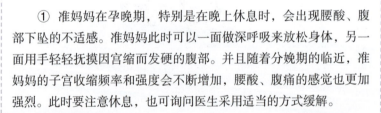

马小姐自从怀孕后便成为全家重点关注的对象。在受孕8个月时，马小姐总是感觉两侧耻骨酸痛，最疼的时候连睡觉都觉得困难。之前在第7个月时也出现过类似的问题，她感觉全身酸痛、无力，腹部以下还会隐隐作痛。

胎儿在孕晚期成长发育得较大，导致准妈妈的腹部负担不断增加，由此带来了很多身体不适，较为常见有以下几种。

① 准妈妈在孕晚期，特别是在晚上休息时，会出现腰酸、腹部下坠的不适感。准妈妈此时可以一面做深呼吸来放松身体，另一面用手轻轻抚摸因宫缩而发硬的腹部。并且随着分娩期的临近，准妈妈的子宫收缩频率和强度会不断增加，腰酸、腹痛的感觉也更加强烈。此时要注意休息，也可询问医生采用适当的方式缓解。

② 此时的准妈妈的卵巢会分泌松弛素，加上胎儿的胎头下降，压迫了准妈妈的耻骨联合区和坐骨神经，导致其会出现下肢疼痛的感觉，严重时还会导致韧带拉伤、水肿。准妈妈在这期间会出现坐卧不安、活动异常困难。大部分准妈妈在分娩完成后疼痛感会明显得到缓解，一般在分娩结束后2~3周左右疼痛感消失。因此，在孕晚期，准妈妈一旦出现下肢疼痛等情况，可以适当减少一些运动量、尽量卧床休息、保证睡眠等。

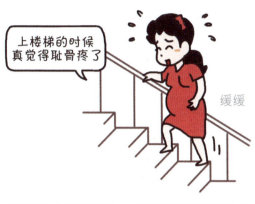

③ 怀孕期间分泌的激素，尤其是准妈妈卵巢分泌的松弛素会引起筋膜、肌腱、韧带及结缔组织变软、松弛或水肿，同时压迫神经导致准妈妈的拇指、食指、中指的指端感觉异常或手指疼痛，特别是在晚上更为严重。为了减轻疼痛，准妈妈可以对疼痛部位进行轻轻按摩或者在睡觉时在手和手腕下垫一个枕头或戴上护腕保暖。此外，为了减轻手臂水肿，准妈妈可以将手臂抬高，进而增加静脉及淋巴液的回流。

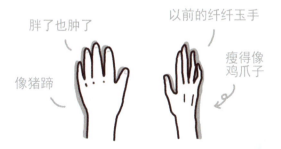

04 双脚变"猪蹄",准妈妈水肿怎么办

孕晚期水肿是准妈妈较为常见的现象,随着怀孕周数的增加,水肿现象就越发明显。一般情况,在怀孕过程中,准妈妈会增加6~8升的体液,其中4~6升会贮存在身体中造成水肿情况。

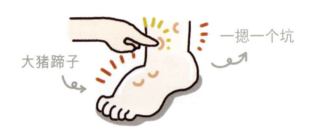

造成水肿的原因很多。例如,激素分泌造成水分滞留,或者子宫压迫血管造成血液循环不流畅,从而导致浮肿状况。水肿虽然常见,但也受个人体质差异的影响,有的准妈妈的水肿现象就极为明显,有的准妈妈则不然。

准妈妈在孕晚期出现水肿情况是很正常的现象,需要调整饮食结构,多食用一些蔬菜、水果,特别要注意控制盐的摄入量,少食用含盐量较高的食物。准妈妈可以多食用一些富含蛋白质的食物。因为蛋白质的摄入可以提高血浆中的白蛋白含量,进而改变胶体渗透压,将其身体组织中的水分带回血液,达到减轻水肿的效果。准妈妈在孕晚期也要多注意休息,休息不好会影响新陈代谢,继而造成水肿。准妈妈可以采用左侧卧的方式来提高睡眠质量。

在这里要特别提醒准妈妈,水肿现象的出现会引起身体的不适,有些准妈妈会采用药物方式进行干预。其实药物干预的作用也不是很大,准妈妈只有调整饮食结构,增加蛋白质的摄入才是解决方法。并且,孕晚期水肿是准妈妈较为常见的妊娠反应,不是宝宝快要出生的信号,准妈妈们不要被误导。

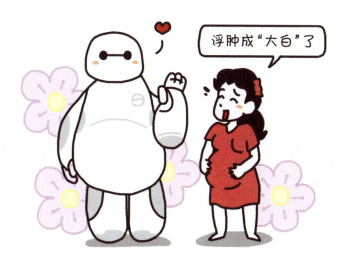

05 晚期腹痛原因多，教你区别正常腹痛

在孕晚期，准妈妈们也会时常感到腹部疼痛。引起腹痛的原因包括生理性腹痛和病理性腹痛。病理性腹痛主要包括胎盘早剥和先兆子宫破裂。准妈妈的腹痛如果是病理性的，需要及时就医治疗。

准妈妈在孕晚期出现腹痛，大部分是因为生理性造成的，属于正常情况。准妈妈在腹痛时只要没有伴随阴道出血或者破水等其他不适，并且胎儿的胎动正常，便无须太过紧张，注意休息即可。常见的生理性疼痛有以下几种情况。

① 随着胎儿的增大而不断增大的子宫不断刺激准妈妈的肋骨下缘，压迫准妈妈肋骨，导致准妈妈腹痛。这种肋骨钝痛属于正常情况，准妈妈不需要过于忧心，可以采用左侧卧睡姿来缓解疼痛。

② 准妈妈在孕晚期会因为胎儿的假性宫缩而引起下腹轻微胀痛，特别是在晚上，症状更为严重。假性宫缩还预示着准妈妈在不久将临产。因此，一旦出现假性宫缩，准妈妈应该做好生产准备，如可以多吃些能量高的食物来储备能量。

③ 在孕 28 周到孕 32 周时胎儿胎动较为明显。准妈妈在这期间因受胎动的影响而出现腹部疼痛。此种疼痛主要取决于胎儿的活跃程度，是一种正常情况。此外，随着胎儿的增长，其逐渐占据了准妈妈子宫的空间，胎儿的活动范围也逐渐变小。此时胎儿的若用

力一踢或用头部撞在准妈妈骨盆底的肌肉时，准妈妈都会有被重重一击的感觉。

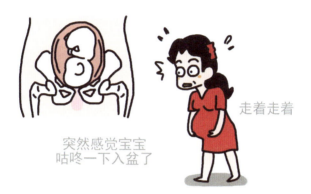

突然感觉宝宝咕咚一下入盆了

走着走着

06 不得不了解的"见红"

在分娩前 24 小时左右,准妈妈的子宫颈口开始活动,子宫颈内口附近的胎膜与该处的子宫壁出现分离,毛细血管破裂而经阴道排出少量血,并与宫颈管内的黏液相混而排出。这种阴道流出的血性黏液便是俗称的"见红",是分娩即将开始的一个可靠征兆。

孕晚期见红一般都是在阵痛前 24 小时出现,也有部分准妈妈在分娩前几天,甚至 1 周就反复出现见红。孕晚期见红时,准妈妈流出的血的颜色多见于茶褐色、粉红色或者红色的混合黏液,质地黏稠,出血量比生理期的出血量明显减少。但如果流出的血液是鲜红色,并且超过生理期时的出血量,或者伴有腹痛的感觉,就要马上入院就诊。

很多准妈妈认为见红了就会马上阵痛,其实不然。如果只是淡淡的血丝并且量也不多,准妈妈不用过于紧张,可在家留意观察。准妈妈在此期间要保持一个轻松的心情,避免疲劳,不要做剧烈运动。

对于初产的准妈妈,一般从见红到阵痛需要 12 小时左右的时间才开始分娩。如果不是初产的准妈妈,从见红到阵痛,再到最后完成分娩通常几个小时就可以了。有的准妈妈见红后不感觉肚子阵痛,并且也没有什么大的宫缩,可能临产需要的时间就更长了,甚至多达 2~3 天。

孕晚期见红因准妈妈个体体质不同会有不同的情况,准妈妈及其家属要留意观察,切不可疏忽大意,给分娩带来不利的影响。

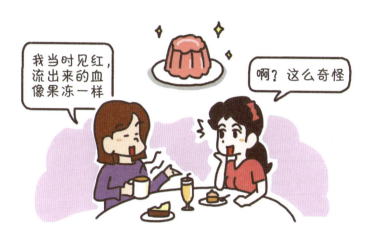

07 宫缩预警,宝宝要"驾到"了

准妈妈宫缩时感觉到的并不是酸胀而是酸痛,并伴随着子宫变硬。这种感觉更像是整个肚皮在抽筋一样。其实,准妈妈宫缩时的疼痛感主要取决于宫缩的强度,一般轻微的宫缩是感觉不到痛的。

宫缩主要分为假性宫缩和真性宫缩。假性宫缩开始时是不规则的,并且强度较弱。而真性宫缩则表现为宫缩逐渐变得有规律,强度越来越强,持续时间延长,间隔时间缩短。临产前宫颈开口期间的收缩属于真性宫缩,而且是很痛。

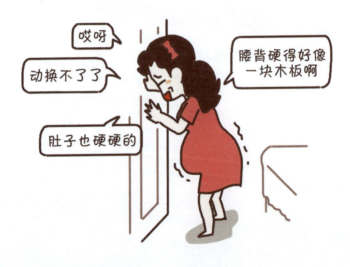

宫缩有以下几个较为常见的事项。

① 准妈妈如果每小时宫缩次数在 10 次左右就属于比较频繁的，应及时去医院，在医生指导下服用抑制宫缩的药物，以预防早产的发生。如果宫缩次数不是很频繁，没有腹痛，准妈妈注意休息就可以了。

② 准妈妈如果感觉子宫收缩比较频繁，赶紧找地方休息，能坐就不要站，能躺就不要坐。通常假性早发子宫收缩能在稍做休息后获得缓解。若仍未得到缓解，宜尽快就医。一般来说，1 小时内，若是规律地每五六分钟就子宫收缩 1 次，极有可能是早产的征兆。

③ 准妈妈到预产期并且出现伴有疼痛的宫缩，才能预示着分娩可能。有效的子宫收缩是 3 分钟 1 次，如果 3 分钟以上才 1 次，代表子宫收缩不够；若不到 3 分钟就有 1 次收缩，表示频率太高。此外，子宫收缩太密集会减少子宫的血流，可能导致胎儿缺氧。

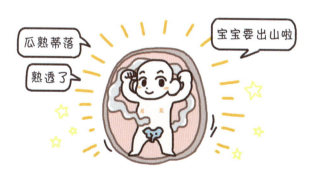

08 胎儿偏小怎么办，科学恰当方式干预

孕妇体检时，医生会发现有些胎儿没有达到孕周该有的身长或体重。一般而言，胎儿偏小 1~2 周属于正常情况，超过这个时间代表身型偏小，属于发育迟缓。出现这种情况时，准妈妈要高度重视，采用科学恰当的方式来进行干预。

① 当胎儿出现发育迟缓的情况时，准妈妈需要排除遗传因素的影响。先要了解准妈妈和准爸爸自身在出生前是否出现过同样情况。

② 加强营养。大部分的胎儿发育迟缓的重要因素就是饮食补充不足或者准妈妈的饮食结构不合理，使得营养补充不够全面。准妈妈可以在医生的建议下调整饮食结构，补充相应的营养物质，多食用肉、鱼、牛奶、蔬菜水果等。

③ 为了避免胎儿因为子宫空间不够而限制生长，从而导致身体偏小。准妈妈在水果的选择上尽量不要食用水分过多的水果，少吃些西瓜等会使子宫紧绷进而束缚胎儿发育的水果。

④ 定期复查 B 超。检查是极为重要的，特别是出现了胎儿偏小的情况，准妈妈更不可大意，必须定期复查，确认胎儿的发育正常。

如果加强营养仍旧未能使胎儿达到身长和体重标准，准妈妈需要考虑是不是因为营养吸收不够好造成的胎儿发育迟缓。因为一旦胎盘的营养吸收不好，大部分的营养无法传递给胎儿，而直接被母体吸收掉了，所以这种情况也会造成胎儿偏小，准妈妈需在医生的指导下打通胎盘。

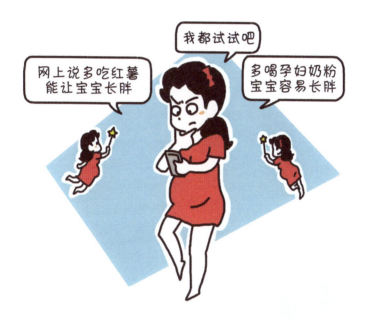

09 胎儿偏大怎么办，巨婴不值得骄傲

进入孕晚期后，胎儿的体重增长会影响准妈妈后期分娩，胎儿偏大会增加准妈妈的分娩难度。

造成胎儿偏大的原因有很多。

① 遗传因素和激素分泌。如果父母体重过重，胎儿很可能就会受到遗传因素的影响而出现偏大的现象。同时，孕期的激素分泌在一定程度上也会造成胎儿偏大。

② 有妊娠期糖尿病的准妈妈也可能会出现胎儿偏大的情况。有妊娠期糖尿病的准妈妈体内多余的血糖被胎儿吸收。胎儿吸收多余的营养物质而加速其发育进程，造成个头偏大。

③ 准妈妈在孕晚期的饮食结构不平衡，营养过剩，便会造成胎儿吸收过多的营养物质，而使其发育超过标准范围。

准妈妈可以采用以下方式来保证胎儿的发育健康，达到标准。

① 准妈妈要按时进行检查,及时了解胎儿的发育情况。

② 准妈妈要注意饮食平衡。例如,准妈妈应多吃膳食纤维含量高的食物和蔬菜,少吃糖分高的食物。

③ 为了更好地控制热量的吸收,准妈妈在下午两点以后尽量不要吃果糖含量过高的水果。

④ 准妈妈可以采用适当的运动。如可以进行适度的散步,既有利于食物的消化,也利于准妈妈分娩。

⑤ 面对胎儿偏大的情况,准妈妈们不用过于担心,放松心态,合理饮食,遵从医生的建议。

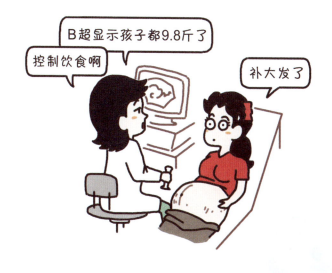

10. 如何摆脱孕晚期贫血症状？不妨试试这些

孕晚期贫血是准妈妈在孕晚期较为常见的现象，最主要的原因是铁质摄入过少造成的。准妈妈贫血不仅会使身体抵抗力减弱，更易遭受各种疾病的侵害，对于胎儿的健康也有危害，如有的胎儿出现了发育迟缓，严重的甚至出现早产或死胎的情况。所以对于孕晚期贫血，准妈妈必须要重视。

准妈妈可以采用以下方式预防孕晚期贫血。

① 准妈妈在饮食上要注意铁质的补充，多吃富含铁的营养物质。如可多食用一些猪血、枸杞、牛肉、蛋类及豆制品等。

② 为了加强准妈妈身体对铁质的吸收，可以多食用一些富含维生素 C 的蔬菜和水果，如黄瓜、番茄等。

③ 贫血严重或者长期补充也未能缓解贫血情况的准妈妈应该及时就医，根据医生的建议进行铁质的针对性补充，可以口服一些补铁剂等。

④ 有些准妈妈为了补血养气会用红枣、阿胶等大补食材进行熬汤，但是因为个人体质的关系，最好在询问医生的建议后再进行适当补充，避免因为补充过剩造成不良影响。

⑤ 对于贫血严重的准妈妈,特别是在孕晚期,切不可疏忽大意,错过最佳时机,造成不可挽回的后果,影响胎儿的正常发育。准妈妈要时刻注意自己的身体状态,及时发现,及时补充。

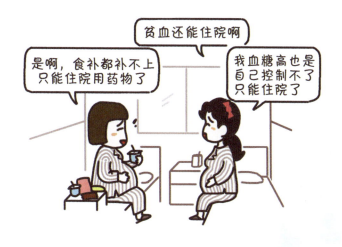

什么是胎毒,很可怕吗

说起胎毒,可能很多准妈妈都不是特别明白,通俗地讲就是湿毒和热毒。胎毒的产生是由准妈妈在孕期积累下来的,主要是准妈妈在饮食上的营养过剩或者食用过量的煎炸食物,使得体内积累的热气过多,从而造成宝宝出生后出现湿疹。

胎毒对胎儿的伤害很大,产生的症状也各不相同,主要集中在胎毒发热、胎毒发寒、胎毒发搐和胎毒发黄的现象。可见,胎毒对胎儿的伤害不容忽视,准妈妈要及早预防,避免胎儿出现身心不适。

造成胎毒的原因主要是准妈妈的饮食结构不良造成的,合理饮食是预防胎毒的最佳方式。在保证营养充足的情况下,要多食用一些蔬果青菜、豆类食品等,还要多食用利于通便的食材。在这里要特别推荐给准妈妈豆类食品。因为相对于牛奶,豆类食品含有更多的营养蛋白,更加健康。此外,多喝水也是准妈妈必须要重视的一点。每天喝足八杯水对孕妈妈的排毒祛湿是大有好处的。准妈妈也可以在孕晚期喝一些清火的汤水,如绿豆汤等。最后,为了保证更好的睡眠和新陈代谢,准妈妈可以在孕晚期热水泡脚。

在这里要特别提醒准妈妈,即使发现自己有胎毒的情况,也不能擅自吃治疗胎毒的药物。因为准妈妈并不能确认这些偏方和药物是否会对胎儿的发育造成伤害,很多药物服用下去可能会造成很危险的情况,必须要征求医生的建议。

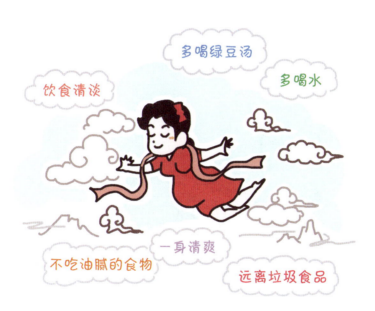

12 羊水过少，胎儿会不会缺氧

羊水是怀孕后充斥子宫羊膜内的液体。它是胎儿维持生命活动不可缺少的元素。羊水过少是指孕晚期羊水量少于300ml的情况，发生的概率大约在0.4%~4%。羊水过少对于胎儿的发育及健康有很大的影响。研究发现，如果羊水量少于50ml，胎儿的死亡率高达88%。

造成羊水过少的原因很多，较为常见的有羊膜破裂、胎盘早剥、胎儿畸形，甚至是某些疾病，如慢性高血压、糖尿病等都是导致准妈妈羊水过少的原因。

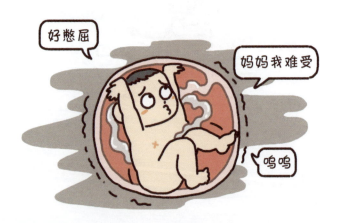

一般情况下，因出现羊水过少的症状并不明显，准妈妈可以通过以下症状来进行识别。如，胎儿胎动减少，并且准妈妈每次都会有较为明显的腹痛感，或者轻微的刺激就会引起准妈妈宫缩，以及在临产时阵痛明显且宫缩不协调等。当然最能确认准妈妈出现羊水过少的情况就是产检。

羊水过少的情况一旦出现，必须及时治疗，主要根据胎儿是否畸形来进行治疗。当羊水过少是因为胎儿发育畸形造成的，那么从长远的角度看，可能就要在医生的配合下进行终止妊娠的治疗。如果胎儿的发育正常，但出现羊水过少的情况，准妈妈可以在医生的建议和指导下进行液量的增加，改善胎盘功能，提高羊水量。

准妈妈出现羊水过少的情况时，会有很大的心理压力，需要家属特别是丈夫的支持，准爸爸要积极参与进来，帮助准妈妈共同抵御心理压力，积极参与治疗，给予准妈妈更多的心理慰藉，消除其忧虑。

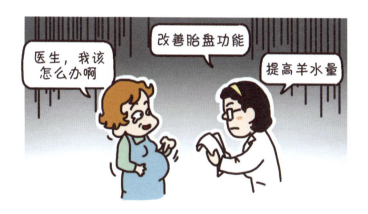

13. 羊水过多，好怕胎儿畸形

一般情况下，出现羊水量过多的概率很低，大约在 0.5%~1%。准妈妈不需要过分担心，但是为了更全面地了解以便及时应对，在这里进行一些必要解释，可以帮助准妈妈更好地了解羊水情况，避免过于惊慌。

羊水过多是指在孕期的羊水量超过 2000ml，原因主要集中在以下两点。第一点，双胞胎或多胞胎造成了准妈妈出现羊水过多。第二点，准妈妈患有妊娠糖尿病，以及胎儿畸形或贫血都会造成准妈妈羊水过多。

准妈妈一旦羊水过多就可能产生较为严重的后果。因为羊水过多会增加胎儿死亡概率，即使未危及生命也会影响胎儿发育，导致畸形的可能性很大。并且，羊水过多也会引发一系列并发症，如早产、妊娠高血压、胎盘早剥等情况。因此，为了胎儿的发育和妈妈的健康，准妈妈一定要重视羊水问题。一旦发现异常，必须要及时前往医院进行正规检查和治疗，切不可疏忽大意，错过最佳治疗时间，导致无法挽回的悲剧。

可见，羊水过多的情况是很危险的，准妈妈一定要密切配合医生的建议来进行检查或治疗。如果出现畸形胎儿的情况可能要进行人为干预终止妊娠。若羊水量过多的情况较轻，可以在医生的建议进行针对性的治疗来缓解这种情况。羊水量过多的准妈妈应少食盐类，多喝些冬瓜汤、鲤鱼汤等，调整下饮食结构，这些食材有利于去水并且很安全。

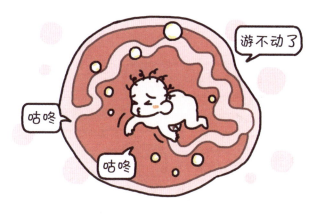

14. 脐带绕颈很常见，准妈妈的高度重视是关键

准妈妈在受孕过程中会承受很多的危险，胎儿脐带绕颈就是其中之一。胎儿出现脐带绕颈的情况有以下两种。一种是胎儿自身的脐带过长，在几次胎位变化中，脐带缠在了胎儿的身上。还有一种情况就是胎儿胎动过于频繁，在不断运动的过程中出现了脐带绕颈的现象。从这两方面来看，准妈妈们虽然无法避免脐带过长导致出现的胎儿绕颈的现象，但是减少异常或频繁胎动可能会降低脐带绕颈的概率。

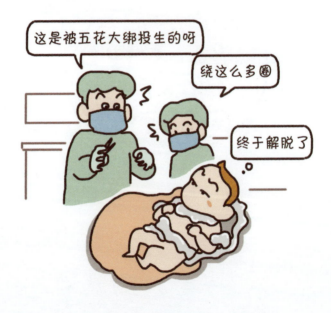

准妈妈为了减少胎儿脐带绕颈的情况可以从适量运动、平和心态和正确饮食三方面入手。

① 准妈妈在孕期的剧烈运动会给胎儿带来较为强烈的刺激，导致出现不规律的胎动，加大脐带绕颈的概率。因此，准妈妈一定要避免剧烈运动，选择一些低强度的有氧运动，如散步等效果最好。

② 健康饮食也能减少胎儿不正常胎动的情况。准妈妈少食用不常见或生冷性的食物。这些食物会给胎儿带来不良的刺激，令其躁动不安，就连刺激性气味，准妈妈最好也要尽量避免接触。

③ 准妈妈要保持平和的心情。因为生气等不良的情绪不仅会影响准妈妈激素的分泌，也会传递给胎儿，让其产生烦躁的情绪，从而在肚子内拳打脚踢，产生频繁的胎动。

减少或降低胎儿异常胎动能减少脐带绕颈的概率。为了胎儿的健康和分娩的顺利，准妈妈要多加重视，切不可疏忽大意，带来不良后果。

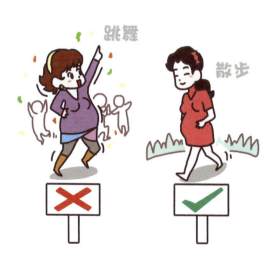

未经许可，不得以任何方式复制或抄袭本书之部分或全部内容。
版权所有，侵权必究。

图书在版编目（CIP）数据

轻松平安过孕期：从备孕到顺孕 / 苗秀影，邬明朗编著；李思浔编绘. —北京：电子工业出版社，2019.6
ISBN 978-7-121-36925-4

Ⅰ. ①轻… Ⅱ. ①苗… ②邬… ③李… Ⅲ. ①妊娠期－妇幼保健－基本知识 Ⅳ. ①R715.3

中国版本图书馆CIP数据核字(2019)第122629号

策划编辑：栗　莉
责任编辑：张瑞喜
印　　刷：中国电影出版社印刷厂
装　　订：中国电影出版社印刷厂
出版发行：电子工业出版社
　　　　　北京市海淀区万寿路173信箱　　邮编：100036
开　　本：880×1230　1/32　印张：6.25　字数：186千字
版　　次：2019年6月第1版
印　　次：2019年6月第1次印刷
定　　价：36.00元

凡所购买电子工业出版社图书有缺损问题，请向购买书店调换。若书店售缺，请与本社发行部联系，联系及邮购电话：(010) 88254888，88258888。
质量投诉请发邮件至zlts@phei.com.cn，盗版侵权举报请发邮件至dbqq@phei.com.cn。
本书咨询联系方式：lily@phei.com.cn，(010) 68250970。